Haug

Burgersteins

Mikronährstoffe in der Medizin

Prävention und Therapie

Ein Kompendium

Von Dr. med. Michael Zimmermann

Aus dem Amerikanischen übersetzt von Christa Erbacher-von Grumbkow

3., überarbeitete Auflage

Karl F. Haug Verlag · Stuttgart

Bibliografische Information Der Deutschen Bibliothek

Die Deutsche Bibliothek verzeichnet diese Publikation in der Deutschen Nationalbibliografie; detaillierte bibliografische Daten sind im Internet über <http://dnb.ddb.de> abrufbar

MVS Medizinverlage Stuttgart GmbH & Co. KG
Oswald-Hesse-Str. 50
70469 Stuttgart

ISBN 3-8304-7162-9

Umschlagfoto: Michael Zimmermann
Umschlaggestaltung: Thieme Verlagsgruppe
Innengestaltung und Satz: DOPPELPUNKT Auch und Grätzbach GbR, Leonberg
Druck und Verarbeitung: Kösel, Kempten

Inhalt

Vorwort 11
Über den Autor 13

Teil 1: Die Mikronährstoffe

1 Die Vitamine 17
1.1 Biotin 17
1.2 Folsäure 19
1.3 Pantothensäure 22
1.4 Vitamin A (und die Carotinoide) 24
1.5 Thiamin (Vitamin B1) 29
1.6 Riboflavin (Vitamin B2) 32
1.7 Niacin (Vitamin B3) 35
1.8 Vitamin B6 39
1.9 Vitamin B12 43
1.10 Vitamin C (Ascorbinsäure) 46
1.11 Vitamin D 50
1.12 Vitamin E 54
1.13 Vitamin K 57
2 Mineralstoffe und Spurenelemente 60
2.1 Chrom 60
2.2 Eisen 63
2.3 Fluor 67
2.4 Jod 70
2.5 Kalium 72
2.6 Kalzium 75
2.7 Kupfer 78
2.8 Magnesium 81
2.9 Mangan 84
2.10 Molybdän 87
2.11 Selen 89
2.12 Zink 92

3 Die Aminosäuren ... 96
3.1 Arginin ... 96
3.2 Carnitin ... 97
3.3 Cystein und Glutathion ... 99
3.4 Glutamin ... 101
3.5 Lysin ... 102
3.6 Methionin ... 104
3.7 Phenylalanin und Tyrosin ... 105
3.8 Taurin ... 107
3.9 Tryptophan ... 109
3.10 Verzweigtkettige Aminosäuren (BCAA): Leucin, Isoleucin und Valin ... 111
4 Die Fette ... 113
4.1 Essentielle Fettsäuren: Omega-3- und Omega-6-Fettsäuren ... 113
4.2 Cholin und Lezithin ... 118
5 Die Antioxidanzien ... 121
5.1 Antioxidanzien und Freie Radikale ... 121
5.2 Coenzym Q10 ... 124

Teil 2: Mikronährstoff-Supplementation in den verschiedenen Lebensabschnitten

6 Planung einer Schwangerschaft ... 129
7 Schwangerschaft und Stillzeit ... 131
8 Kindheit (Das erste Jahr) ... 133
9 Kinder und Jugendliche ... 134
9.1 -3. Lebensjahr ... 134
9.2 > 4. Lebensjahr und Jugendliche ... 136
10 Ältere Menschen ... 137

Teil 3: Prävention und Therapie

11 AIDS (Acquired Immune Deficiency Syndrome) ... 143
12 Akne ... 145

13 Alkoholmißbrauch 147
14 Allergische Rhinitis 150
15 Anämie 151
16 Angst 153
17 Aphthen 154
18 Asthma 155
19 Bluthochdruck und Schlaganfall 157
20 Brustkrebs 161
21 Chronische entzündliche Darmerkrankungen: Colitis ulcerosa und Morbus Crohn 163
22 Demenz und Alzheimer 165
23 Depression 167
24 Diabetes mellitus 169
25 Ekzeme 172
26 Epilepsie 174
27 Erkältungen und Grippe 176
28 Erschöpfung 177
29 Fibrozystische Brusterkrankungen 179
30 Gallensteine 181
31 Gedächtnisstörungen 183
32 Gingivitis und Paradontose 185
33 Grauer Star (Katarakt) 186
34 Grüner Star (Glaukom) 188
35 Herpes simplex 189
36 Hyperaktivität (ADHD) 191
37 Hypoglykämie 193
38 Infektionen 195
39 Infertilität 197
39.1 Frauen 197
39.2 Männer 198
40 Karies 200
41 Karpaltunnelsyndrom 202
42 Konjunktivitis 203

43 Koronare Herzerkrankungen und Arteriosklerose 204
44 Krampfadern 208
45 Krebs 209
46 Lebensmittel-Unverträglichkeiten 212
47 Lernschwäche 216
48 Magengeschwür 218
49 Menopause 220
50 Metallvergiftungen 222
50.1 Blei 222
50.2 Aluminium 224
50.3 Quecksilber 225
50.4 Kadmium 226
51 Migräne 230
52 Multiple Sklerose 232
53 Muskelkrämpfe 234
54 Nierensteine 236
55 Orale Konzeptiva (Die Pille) 239
56 Osteoarthritis 241
57 Osteoporose 243
58 Otitis media (Mittelohrentzündung) 245
59 Parkinsonsche Krankheit 246
60 Periphere Gefäßerkrankungen 248
61 Prämenstruelles Syndrom (PMS) 250
62 Prostatavergrößerung 252
63 Psoriasis 254
64 Rauchen 256
65 Reflux-Ösophagitis (Sodbrennen) 258
66 Reizdarm (Colon irritabile) 260
67 Rheumatoide Arthritis 262
68 Schizophrenie 264
69 Schlafstörungen 266
70 Trockene Haut 268

71 Übergewicht 270
72 Verstopfung und Divertikulose 272
73 Zellulitis 274
74 Zervixdysplasie 276

Anhang

Nährstoff-Nährstoff-Interaktionen 281
Stichwortverzeichnis 290

Vorwort

Die Tatsache, daß Vitamine und Mineralien bedeutende und weitreichende Auswirkungen auf die Gesundheit haben und sich nicht auf die einfache Prävention klassischer Mangelerkrankungen beschränken, findet heute zunehmend Anerkennung. Die Beeinflussung der Biochemie des Körpers und seiner Stoffwechselprozesse durch eine optimale Versorgung mit Mikronährstoffen hat sich als wirksamer neuer Therapieansatz erwiesen.

Während die Medizin sich ständig bemüht, den chronisch-degenerativen Erkrankungen – Krebs, Herzerkrankungen und Osteoporose – zu Leibe zu rücken, zeigen neuere Forschungen, daß Mikronährstoffe bei diesen weit verbreiteten und so schwer zu behandelnden Erkrankungen gefahrlos und mit guter Wirkung eingesetzt werden können. Sie haben den Bereich der „alternativen" Therapie verlassen und sich zu einem wichtigen Bestandteil der Schulmedizin entwickelt.

Das vorliegende Kompendium möchte Ihnen die derzeitigen Behandlungskonzepte und -verfahren der Mikronährstoffe in stark verkürzter Form vorstellen. Es versteht sich als praxisorientiertes, handliches Nachschlagewerk für praktizierende Ärzte, Pharmazeuten und andere im Gesundheitswesen tätige Personen.

Zürich, im Frühjahr 2003

Dr. med. Michael Zimmermann

Anmerkung

Unsere medizinischen Erkenntnisse sind einer ständigen und raschen Entwicklung unterworfen. Jede neue Information muß in die Behandlungspläne einfließen. Die im vorliegenden Buch angegebenen Dosierungen von Mikronährstoffen und Behandlungsempfehlungen entsprechen den zur Zeit seines Erscheinens allgemein akzeptierten Standards. Wir haben uns mit großer Sorgfalt um Genauigkeit bemüht. Gleichwohl ist es möglich, daß neue Forschungen und stetig sich erweiternde Erfahrung zu Änderungen in derzeit gebräuchlichen Dosierungen führen oder Erkenntnisse über bislang unbekannte, mögliche Nebenwirkungen zeitigen. Der Leser wird dringend gebeten, vor jeder Anwendung eines der Nährstoffe die beigepackte Information des Herstellers sorgfältig zur Kenntnis zu nehmen.

Über den Autor

Dr. med. Michael Zimmermann war nach seinem Studium der Medizin an der Vanderbilt University (USA) Dozent für Humanernährung an der Universität in Berkeley, Californien. Zur Zeit ist er an der Eidgenössischen Technischen Hochschule ETH Zürich als Dozent sowie in der Forschung tätig.

Er ist Autor zahlreicher Buch- und Zeitschriftenveröffentlichungen, unter anderem von »Developmental Nutrition« (Allyn & Bacon, Boston 1997) sowie Co-Autor bei »Burgersteins Handbuch Nährstoffe« (Karl F. Haug, Heidelberg 9. Aufl. 2000); »Burgerstein's Handbook of Nutrition« (Georg Thieme, Stuttgart/New York 2001).

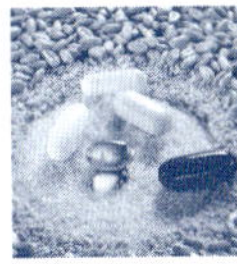

teil 1

Die Mikronährstoffe

Zur Beachtung

Die im nachfolgenden Kapitel empfohlenen Tagesdosen stützen sich auf folgende Referenzen:

- Reference Nutrient Intakes und Safe Intakes, United Kingdom (UK). From: Report on Health und Social Subjects: No. 41, Dietary Reference Values for Food Energy and Nutrients for the United Kingdom, Report of the Panel on Dietary Reference Values of the Committee on Medical Aspects of Food Policy. London, Her Majesty's Stationary Office, 1991.
- Referenzwerte für die Nährstoffzufuhr, Deutsche Gesellschaft für Ernährung (DGE), Österreichische Gesellschaft für Ernährung (ÖGE), Schweizerische Gesellschaft für Ernährungsforschung (SGE), Schweizerische Gesellschaft für Ernährung (SVE). Umschau-Braus Verlag, Frankfurt, 1. Auflage 2001, Erstausgabe 1956.
- Pauling, L.: How to Live Longer und Feel Better. WH Freeman, New York/USA 1986 (dt.: Linus Pauling's Vitamin Programm. C. Bertelsmann, München, 1990).
- Werbach, M.: Nutritional Influences on Illness. Keats Publishing, New Canaan/CT/USA 1990.

1 Die Vitamine

1.1 Biotin

Funktionen

- Synthese von Glukose (Gluconeogenese)
- Synthese und Abbau von Fettsäuren (z.B. Umwandlung von Linolsäure in Omega-3-Fettsäuren)
- Aminosäurenstoffwechsel
- Zellteilung und -wachstum

Erhöhte Gefahr von Mangelzuständen

- Schwangerschaft und Stillzeit
- Medikamente: Antikonvulsiva, Antibiotika
- Ständiges Fasten zur Gewichtsreduktion
- Diäten mit hohem Gehalt an rohen Eiern

Folgen von Mangelzuständen

- Anorexie und Erbrechen
- Muskelschmerzen
- Taubheit und Kribbeln in den Extremitäten
- Schuppige, gerötete Hautstellen, besonders um Mund und Nase
- Haarausfall und Glatzenbildung
- Immunschwäche
- Veränderungen im Gemütszustand, Depression, Müdigkeit, Angstzustände
- Anfälle, verlangsamte Entwicklung (bei Kindern mit vererbten Störungen im Biotinmetabolismus)

Labordiagnostik zur Biotinstatus-Bestimmung

Parameter	Werte
Serumbiotin	Werte <1,02 nmol/l zeigen Mangel an.
Biotinausscheidung im Urin	Normalwerte 35 ± 14 nmol/Tag

Biotinreiche Nahrungsmittel

Nahrungsmittel	Menge	µg
Kalbsleber	100 g	75
Sojabohnen	100 g	60
Bierhefe	30 g	30
Weizenkleie	50 g	22
Haferflocken	100g	20

Kleinere Mengen Biotin werden von Bakterien im Darmtrakt synthetisiert und ergänzen den Bedarf aus der Nahrungsaufnahme.

Empfohlene tägliche Biotinzufuhr (µg)

	Prävention von Biotinmangel		Therapeutischer Dosierungsbereich
	U.K. RNI (1991)	*DACH (2001)*	*Werbach (1990)*
Männer	10-200	30-60	300-3000
Frauen*	10-200	30-60	300-3000

* Schwangere und stillende Frauen ausgenommen.

Einnahmeempfehlung

Biotin	Zwischen oder zu den Mahlzeiten; vorzugsweise wird die Gesamttagesdosis in mehreren kleinen Dosen über den Tag verteilt eingenommen.

Toxizität

Biotin ist, selbst bei regelmäßig verabreichten Dosen von >60 mg/Tag, nicht toxisch.

1.2 Folsäure

Funktionen

- Produktion von DNS und RNS bei Zellwachstum und -teilung
- Synthese von Struktur- und Funktionsproteinen
- Umwandlung von Aminosäuren (z.B. Entgiftung von Homocystein in Methionin)
- Wachstum und Entwicklung des Fötus (insbesondere Formung des Zentralnervensystems)

Erhöhte Gefahr von Mangelzuständen

- Gemüse- und vollkornarme Ernährung
- Medikamente: Aspirin, Antazida, orale Kontrazeptiva (Pille), Antibiotika
- Rauchen
- Chronische Krankheiten (Psoriasis, Anämie, Leberleiden, Krebs)
- Fieber, Infektionen, Trauma, Operationen, Verbrennungen

- Schnelles Wachstum: Schwangerschaft, Stillzeit, Kindheit und Adoleszenz
- Hoher Alkoholkonsum
- Ascorbinsäure- und/oder Vitamin-B12-Mangel

Folgen von Mangelzuständen

- Atrophie des Epithels im Verdauungstrakt: reduzierte Absorption von Nährstoffen, Diarrhoe, Anorexie und Gewichtsverlust
- Anämie: schnelle Ermüdung, Schwäche, Kurzatmigkeit, verminderte Konzentrationsfähigkeit
- Reduzierte Thrombozytenproduktion kann die Gefahr abnormer Blutungen erhöhen.
- Gestörte Leukozytenbildung schwächt die Reaktion des Immunsystems auf Infektionen.
- Vermehrter Homocysteingehalt im Blut mit erhöhtem Arterioskleroserisiko
- Reizbarkeit, Aggressivität, Gedächtnisschwäche, paranoide Zustände, Depression
- Entwicklung und Wachstum des Fötus sind gestört, Geburtsfehler

Labordiagnostik zur Folsäurestatus-Bestimmung

Parameter	Werte	Kommentar
Serumfolsäure	Normalwerte 4,5-30 nmol/l	Spiegelt die derzeitige Aufnahme aus Nahrungsmitteln.
Folsäure in den Erythrozyten	Werte <312 nmol/l zeigen Mangel an	Spiegelt die Folsäurespeicher im Körper.

Parameter	Werte	Kommentar
Hypersegmentations-Index von Neutrophilenkernen	Verhältnis von Neutrophilen mit ≥5 Segmenten zu denen mit ≤4 Segmenten: Werte >30% zeigen Mangel an	Kann auch auf einem Vitamin-B12-Mangel beruhen und ist bei Schwangeren nicht zuverlässig.

Folsäurereiche Nahrungsmittel

Nahrungsmittel	Menge	µg
Weizenkeime	100 g	270
Rote Bohnen	100 g	250
Spinat	100 g	134
Kalbsleber	100 g	108
Brokkoli	100 g	105

Empfohlene tägliche Folsäurezufuhr (µg)

	Prävention von Folsäuremangel		Therapeutischer Dosierungsbereich	
	U.K. RNI (1991)	*DACH (2001)*	*Pauling (1986)*	*Werbach (1990)*
Männer	200	400	400-800	400-2000
Frauen*	200	400	400-800	400-2000

* Schwangere und stillende Frauen ausgenommen. Frauen mit Kinderwunsch bzw. Schwangeren wird eine Mindestdosis von 600 µg Folsäure/Tag empfohlen.

Einnahmeempfehlung

Folsäure	Zwischen oder zu den Mahlzeiten; vorzugsweise wird die Gesamttagesdosis in mehreren kleinen Dosen über den Tag verteilt eingenommen.

Toxizität

Auch bei hohen Dosen ist Folsäure nicht toxisch. Allerdings können große Mengen bei Epileptikern die Wirkung von Antikonvulsiva beeinträchtigen und vermehrte Anfälle hervorrufen. Folsäuresupplemente unter Vitamin-B12-Mangel mögen diesen Mangel teilweise überdecken und so eine Progression der neurologischen Schäden ermöglichen. Bei Verdacht auf Folsäuremangel sollte auch der Vitamin-B12-Status festgestellt werden. Im Zweifelsfalle sollte ein Folsäuresupplement durch ein Vitamin-B12-Präparat ergänzt werden.

1.3 Pantothensäure

Funktionen

- Energieproduktion
- Synthese von Fettsäuren, Cholesterin, Steroidhormonen und den Vitaminen A und D
- Protein- und Aminosäurensynthese
- Bildung von Acetylcholin

Erhöhte Gefahr von Mangelzuständen

- Chronische Erkrankung
- Hoher Alkoholkonsum
- Radikale Diätkuren zur Gewichtsreduktion

Folgen von Mangelzuständen

- Erbrechen und Magenschmerzen
- Müdigkeit, Kopfschmerz, Schlaflosigkeit

- Depression
- Taubheit und Brennen in Unterschenkeln und Füßen
- Arthralgien und Myalgien
- Anämie
- Ausbleichen der Haarfarbe
- Geschwächte Immunität: Herabgesetzte Wirkung von Antikörpern

Labordiagnostik zur Panthothensäurestatus-Bestimmung

Parameter	Wert
Pantothensäure im Vollblut	Werte < 1,6 μmol/l zeigen Mangel an.
Pantothensäure im Urin	Ausscheidungsmengen von <1 mg/Tag zeigen Mangel an.

Panthothensäurereiche Nahrungsmittel

Nahrungsmittel	Menge	mg
Kalbsleber	100 g	7,9
Erdnüsse	100 g	2,6
Gelbe Erbsen	100 g	2,1
Sojabohnen	100 g	1,9
Naturreis	100 g	1,7

Empfohlene tägliche Panthothensäurezufuhr (mg)

	Prävention von Panthothensäuremangel		Therapeutischer Dosierungsbereich	
	U.K. RNI (1991)	*DACH (2001)*	*Pauling (1986)*	*Werbach (1990)*
Männer	3-7	6	100-200	50-1000
Frauen*	3-7	6	100-200	50-1000

* Schwangere oder stillende Frauen ausgenommen.

Einnahmeempfehlung

Kalziumpantothenat oder Panthenol	Zwischen oder zu den Mahlzeiten; vorzugsweise wird die Gesamttagesdosis in mehreren kleinen Dosen über den Tag verteilt eingenommen.

Toxizität

Hohe Dosen Kalziumpantothenat sind für den Menschen offenbar nicht toxisch: Dosen bis zu 10 g/Tag wurden über mehrere Monate hinweg eingenommen, ohne toxische Reaktionen hervorzurufen.

1.4 Vitamin A (und die Carotinoide)

Umwandlung

1000 Retinol-Äqivalent (RE) =

1 mg Retinol
6 mg Beta-Carotin
12 mg anderer Carotinoide
3330 IE (Internationale Einheiten) Vitamin A

Funktionen

- In der Retina, Umformung von Lichtenergie in Nervenimpulse, die das Gehirn als Sicht wahrnimmt
- Normales Wachstum und Entwicklung des Epithelgewebes von Haut und Schleimhaut
- Produktion von Antikörpern durch Leukozyten und Aktivität der T-Zellen
- Synthese von Steroidhormonen, einschließlich Produktion von Corticosteroiden, Androgenen und Östrogenen
- Spermienzahl und -beweglichkeit beim Mann
- Wachstum und Entwicklung im Kindes- und Jugendalter
- Eisentransport und Erythrozytenproduktion
- Myelinsynthese im Nervensystem
- Knochenwachstum und -heilung

Erhöhte Gefahr von Mangelzuständen

- Kindheit und Adoleszenz
- Stress, Infektionen oder Operationen
- Malabsorption von Fetten
- Neugeborene (besonders Frühgeburten)
- Medikamente: Cholesterinsenkende Mittel, Laxanzien, Barbiturate
- Diabetes und Hypothyreose (Umwandlung von Karotin in Vitamin A beeinträchtigt)

- Hoher Alkoholkonsum
- Rauchen
- Luftverschmutzung, toxische Metalle (Cadmium)

Labordiagnostik der Retinolstatus-Bestimmung

Parameter	Wert	Kommentar
Plasma-Retinol	Werte <1,05 µmol/l zeigen Mangel an.	Der Plasmaretinolspiegel wird auf Kosten von Vitamin A in der Leber aufrechterhalten. Daher sinkt der Plasmaretinolwert erst bei schwerem Vitamin-A-Mangel.
Messung des Vitamin-A-Gehalts aus Leber-Biopsat	Werte <0,07 µmol/g zeigen Mangel an.	Genaue Messung des Speicherretinol
Plasma-Beta-Carotin	Normalbereich 0,3-0,6 µmol/l	
Gesamtcarotinoide im Serum	Werte < 50 µmol/l zeigen niedrigen Status.	

Folgen von Mangelzuständen

- Trockenheit, Jucken und Rötung der Konjunktiva
- Schlechte Adaption der Augen an trübes Licht (Nachtblindheit)
- Trockene, rauhe, juckende Haut mit Ausschlägen
- Trockene, spröde Haare und Nägel
- Verringerter Geruchssinn, Tastsinn und Appetit
- Müdigkeit
- Anämie

- Geringes Wachstum
- Erhöhte Infektionsanfälligkeit
- Erhöhtes Risiko für Kehlkopf-, Lungen-, Blasen-, Zervix-, Prostata-, Speiseröhren-, Magen- und Darmkarzinom
- Verminderte Reproduktion und Fertilität
- Erhöhte Gefahr von Nierensteinbildung

Vitamin-A-reiche Nahrungsmittel

Retinolreiche Nahrungsmittel

Nahrungsmittel	Menge	µg
Rindsleber	100 g	9100
Lebertran	10 g	2550
Eier	1 ganzes	110
Cheddar-Käse	30 g	95
Vollmilch	1 dl	30

Nahrungsmittel, reich an Beta-Carotin (und anderen Carotinoiden)

Nahrungsmittel	Menge	µg Vitamin A
Karotten	1 große	810
Süße Kartoffeln	1 große	920
Spinat	100 mg	460
Aprikosen	3	290
Pfirsiche	1 großer	200

Empfohlene tägliche Vitamin-A-(RE)-Zufuhr

	Prävention von Vitamin-A-Mangel		Therapeutischer Dosierungsbereich	
	U.K. RNI (1991)	*DACH (2001)*	*Pauling (1986)*	*Werbach (1990)*
Männer	700	1000	6000-12000	3000-10500
Frauen*	600	800	6000-12000	3000-10500

* Schwangere oder stillende Frauen ausgenommen. Frauen mit Kinderwunsch bzw. Schwangere sollten eine Tagesdosis von 2500 RE (aus Nahrung und Supplementen) nicht überschreiten.

Die zur Prävention empfohlene tägliche Beta-Carotin-Dosis liegt bei 2-6 mg, der übliche therapeutische Dosierungsbereich bei 15-45 mg/Tag.

Einnahmeempfehlung

Vitamin A	Retinolester (z.B. Retinolpalmitat)	Zu den Mahlzeiten
Beta-Carotin	Beta-Carotin aus natürlichen Quellen, z.B. aus der Meeresalge Dunaliella salina, enthält sowohl die Cis- als auch die Transisomere des Beta-Carotin. Desgleichen kleinere Mengen Alpha-Carotin, Lycopen, Cryptoxanthin und andere natürliche Carotinoide. Es kann ein größeres Wirkungsspektrum besitzen und ist dem synthetischen Beta-Carotin vorzuziehen (welches lediglich das Transisomer enthält).	Zu den Mahlzeiten

Toxizität

Hohe Dosen Vitamin A können schwere toxische Schäden hervorrufen (siehe unten), Kinder sind besonders anfällig. Toxische Wirkungen treten bei Erwachsenen bei Mengen <15.000 REs gewöhnlich nicht auf, selbst wenn sie über längere Zeit eingenommen werden (Wochen oder Monate). Vitamin A ist ein Teratogen und Mengen >10.000 REs können Geburtsfehler hervorrufen, auch wenn sie nur eine Woche lang zu Anfang der Schwangerschaft eingenommen werden. Die Gesamttagesdosis Vitamin A sollte während der Schwangerschaft 2500 RE nicht übersteigen. Da die Umwandlung von Carotinen in Retinol im Körper streng reguliert ist, rufen diese keine Vitamin-A-Toxizität hervor. Chronisch hohe Zufuhr (Mengen, die etwa 1 kg Karotten/Tag entsprechen) kann eine harmlose, reversible Gelbfärbung von Haut und Fingernägeln bewirken. Es gibt keine Anzeichen dafür, daß Beta-Carotin, in welcher Menge auch immer, Geburtsfehler auslösen kann.

Anzeichen für toxische Reaktionen auf Vitamin A

- Schmerzende Knochen und geschwollene Gelenke
- Schwindel, Erbrechen, Durchfall
- Trockene Haut und Lippen, Haarausfall
- Kopfschmerzen und verschleierte Sicht
- Vergrößerung von Leber und Milz
- Hypothyreose
- Hyperkalzämie

1.5 Thiamin (Vitamin B1)

Funktionen

- Energiemetabolismus
- Übermittlung von Nervenimpulsen an das Gehirn und die peripheren Nervenzellen

- Neurotransmittermetabolismus (Acetylcholin und Serotonin)
- Synthese von Kollagen und anderen Proteinen

Erhöhte Gefahr von Mangelzuständen

- Hoher Alkoholkonsum
- Niedrige Zufuhrmengen aus der Nahrung, vor allen Dingen aus modernen, industriell verarbeiteten Nahrungsmitteln
- Alter
- Täglicher Kaffee- und Schwarzteekonsum
- Folsäuremangel (beeinträchtigt die Aufnahme von Thiamin)
- Intensives körperliches Training
- Fieber, Stress, Verbrennungen, Schilddrüsenüberfunktion, Lebererkrankungen
- Wachstumsphasen: Schwangerschaft und Stillzeit, Adoleszenz
- Orale Kontrazeptiva

Folgen von Mangelzuständen

- Sensibilitätsstörungen, Gefühl der Bewegungsunfähigkeit, Reflexe in Armen und Beinen verschlechtert
- Schwankender Gang, Gleichgewichtsstörungen
- Geistige Verwirrungszustände, Lern- und Gedächtnisstörungen, häufige Kopfschmerzen, Schlaflosigkeit

- Persönlichkeitsveränderungen (Depression, Reizbarkeit)
- Schwache Muskulatur (besonders in den Waden) und allgemeiner Schwächezustund
- Kardiomyopathy, Herzklopfen, Kurzatmigkeit, Anämie
- Gestörte Energieproduktion und Müdigkeit
- Gestörte Protein-(Kollagen)Synthese: schlechte Wundheilung
- Verringerte Produktion von Antikörpern bei Infektionen
- Appetitlosigkeit, Verstopfung

Labordiagnostik zur Thiaminstatus-Bestimmung

Parameter	Wert
Thiamin im Vollblut	Werte <70 nmol/l zeigen Mangel an.
Aktivitätsmessung der Transketolase von Erythrozyten (ETKA) und ihre Stimulation nach Beigabe von Thiamin Pyrophosphatase (TTP)	Mangel wird angezeigt durch niedrige ETKA (<5 U/mmol Hämoglobin) und >16% Steigerung nach Beigabe von TTP.

Thiaminreiche Nahrungsmittel

Nahrungsmittel	Menge	mg
Bierhefe	10 g	1,2
Schweinskotelett	100 g	0,85
Schinken	100g	0,80

Nahrungsmittel	Menge	mg
Hafermehl	100 g	0,65
Sonnenblumenkerne	30 g	0,6

Empfohlene tägliche Thiaminzufuhr (mg)

	Prävention von Thiaminmangel		Therapeutischer Dosierungsbereich	
	U.K. RNI (1991)	*DACH (2001)*	*Pauling (1986)*	*Werbach (1990)*
Männer	0,9-1	1,1-1,3	50-100	10-200
Frauen*	0,8	1,0	50-100	10-200

* Schwangere oder stillende Frauen ausgenommen.

Einnahmeempfehlung

Thiaminhydrochlorid	Zwischen oder zu den Mahlzeiten; vorzugsweise wird die Gesamttagesdosis in mehreren kleinen Dosen über den Tag verteilt eingenommen.

Toxizität

Thiamin ist grundsätzlich nicht toxisch. Mengen >200 mg können bei manchen Menschen Schwindel verursachen. Seltene, aber schwere allergische Reaktionen wurden beobachtet, wenn Thiamin intravenös verabreicht wurde.

1.6 Riboflavin (Vitamin B2)

Funktionen

- Energieproduktion
- Antioxidans (in Glutathionreductase)

Erhöhte Gefahr von Mangelzuständen

- Wachstumsphasen: Kindheit und Adoleszenz, Schwangerschaft und Stillzeit
- Malabsorption (gastrointestinale und biliäre Störungen, chronische Diarrhoe, Enteritis)
- Medikamente: Thyroxin, orale Kontrazeptiva, Phenothiazine, Barbituate, Antibiotika
- Hoher Alkoholkonsum
- Chronische Krankheiten, Fieber, Krebs und Trauma

Folgen von Mangelzuständen

- Gerötete, schuppige, fettige, schmerzhafte und juckende Hautstellen (besonders um Nase, Mund, Ohren, die Labia majora bei Frauen und das Skrotum bei Männern)
- Schmerzhafte Spalten und Risse an Mundwinkeln (anguläre Stomatitis) und Lippen (Cheilosis). Glatte, violett gefärbte Zunge, Halsschmerz
- Rötung, Brennen und vermehrtes Tränen der Augen, Lichtempfindlichkeit
- Anämie durch verminderte Erythrozytenproduktion
- Lethargie, Depression, Persönlichkeitsveränderungen
- Erhöhte Gefahr der Kataraktbildung
- Symptom von Vitamin-B6- und Niacinmangel

(durch verminderte Aktivierung von Vitamin B6 und reduzierte Umwandlung von Tryptophan zu Niacin)

Labordiagnostik zur Riboflavinstatus-Bestimmung

Parameter	Werte	Kommentar
Riboflavin im Vollblut	Werte <200 nmol/l zeigen Mangel an.	
Riboflavin in den Erythrozyten	Werte unter 15 µg/dl zeigen Mangel an.	
Riboflavinausscheidung im Urin	Ausscheidung von <100 µg/Tag indizieren Mangel.	
Messung der Glutathion-reductase (ein riboflavin-abhängigen Enzym) in den Erythrozyten und ihre Stimulation nach Beigabe von Flavinaden-indinucleotid (FAD)	Im Verhältnis zur Aktivität ausgedrückt: >1,2 zeigt Mangel an.	Ein zuverlässiger Statusindikator

Riboflavinreiche Nahrungsmittel

Nahrungsmittel	Menge	mg
Kalbsleber	50 g	1,1
Champignons	100 g	0,45
Bierhefe	10 g	0,4
Spinat	100 g	0,2
Joghurt	100 g	0,18

Empfohlene tägliche Riboflavinzufuhr (mg)

	Prävention von Riboflavinmangel		Therapeutischer Dosierungsbereich	
	U.K. RNI (1991)	*DACH (2001)*	*Pauling (1986)*	*Werbach (1990)*
Männer	1,3	1,3-1,5	50-100	10-50
Frauen*	1,1	1,2	50-100	10-50

* Schwangere oder stillende Frauen ausgenommen.

Einnahmeempfehlung

Riboflavin	Zwischen oder zu den Mahlzeiten; vorzugsweise wird die Gesamttagesdosis in mehreren kleinen Dosen über den Tag verteilt eingenommen.

Toxizität

Es gibt keine Berichte über toxische Reaktionen im Zusammenhang mit Riboflavinsupplementen. Hohe Dosen Riboflavin führen zu einer harmlosen Gelbfärbung des Urins.

1.7 Niacin (Vitamin B3)

Umwandlung

1 mg Niacin = 60 mg Tryptophan
= 1 Niacin-Äquivalent (NE)

(60 mg Tryptophan können in 1 mg Niacin umgewandelt werden)

Funktionen

- Biosynthese von Fettsäuren und Steroiden
- Energieproduktion
- Gesundheit der Haut und des Muskelgewebes, des Nerven- und Verdauungssystems
- DNS-Reproduktion und -Reparatur
- Antioxidans
- Blutzucker-Regulierung
- Fett- und Cholesterinmetabolismus

Erhöhte Gefahr von Mangelzuständen

- Zufuhrmangel durch Proteine mit geringem Tryptophangehalt
- Vitamin-B6- oder Riboflavinmangel
- Malabsorption (entzündliche Darmerkrankungen oder andere Verdauungsstörungen)
- Hoher Alkoholkonsum

Folgen von Mangelzuständen (Pellagra)

- Gerötete, rissige, schuppige, verhärtete Hautstellen an Körperteilen, die dem Sonnenlicht ausgesetzt sind, wie Ellenbogen, Knie, Nacken, Handrücken und Unterarme
- Entzündete, schmerzhaft geschwollene Zunge, gesprungene Lippen
- Verminderte Abgabe von Verdauungssäften, Appetitverlust, Magenerweiterung und -schwellung, Blähungen, Erbrechen und Durchfall

- Angstzustände, Besorgnis, Müdigkeit, Gereiztheit, Kopfschmerz, Schlaflosigkeit, Gefühlsschwankungen, Konfusion und Orientierungsschwierigkeiten
- Halluzinationen, Paranoia, schwere Depression

Labordiagnostik zur Niacinstatus-Bestimmung

Parameter	Werte	Kommentar
Ausscheidung von 1-N-Methyl-Nicotinamid (NMN) und 2-N-Pyridon (2-N-P) im Urin	Ausscheidung von <0,8 mg NMN/Tag und/oder <1,0 mg 2-N-P/Tag zeigen Mangel an.	Die Ausscheidungen dieser Niacin-Hauptmetaboliten sind ein guter Index für den Niacinstatus.
Niacin im Vollblut	Werte < 30 µmol/l können Mangel anzeigen.	Eine wenig sensitive Statusmessung
Nicotinamid Adenin Nucleotid (NAD) in den Erythrozyten	Verhältnis von RBC NAD zu RBC Nicotinamid Nucleotid Phosphate (NADP) <1,0 kann Mangel anzeigen.	Eine sensitive Messung des Status

Niacinreiche Nahrungsmittel

Nahrungsmittel	Menge	mg NE
Kalbsleber	100 g	14
Erdnüsse	100 g	14
Thunfisch	100 g	10,5
Huhn, Brust	100 g	10,5
Heilbutt	100 g	5,9

Empfohlene tägliche Niacinzufuhr (mg NE)

	Prävention von Niacinmangel		Therapeutischer Dosierungsbereich	
	U.K. RNI (1991)	*DACH (2001)*	*Pauling (1986)*	*Werbach (1990)*
Männer	16-17	15-17	300-600	100-6000
Frauen*	12-13	13	300-600	100-6000

* Schwangere und stillende Frauen ausgenommen.

Einnahmeempfehlung

Niacinamid oder Nicotinsäure	Zu den Mahlzeiten; vorzugsweise wird die Gesamttagesdosis in mehreren kleinen Dosen über den Tag verteilt eingenommen. Die Nebenwirkungen hoher Nicotinsäuredosen werden reduziert, wenn sie nach dem Essen eingenommen werden.

Toxizität

Hohe Dosen (>500 mg) an Nicotinsäure (dies gilt nicht für Niacinamide) können zu einer Erweiterung der Kapillargefäße führen, was Kribbeln und Rötung der Haut verursacht. Bei einer Dosierung von >2,5 g/Tag kann Niacin eine Absenkung des Blutdrucks und Schwindel, Erhöhung der Harnsäure im Blut, Leberdysfunktion, erhöhte Gefahr eines Geschwürs im Verdauungstrakt und Erhöhung des Blutzuckerspiegels nach sich ziehen. Bei dauerhafter Einnahme nehmen diese Nebenwirkungen in der Regel ab und sind reversibel, wenn Nicotinsäure abgesetzt wird. Retard-Präparate von Nicotinsäure werden eher mit dem Risiko vermehrter Nebenwirkungen in Verbindung gebracht.

1.8 Vitamin B6

Funktionen

- Proteinsynthese
- Erhaltung eines normalen Blutzuckerspiegels
- Niacinbildung aus Tryptophan
- Synthese von Lipiden (Myelinscheide, mehrfach ungesättigte Fettsäuren in den Zellmembranen)
- Hämoglobinsynthese und Sauerstofftransport durch die Erythrozyten
- Neurotransmittersynthese (Serotonin, Dopamin und Norepinephrin)

Ursachen von Mangelzuständen

- Schnelles Wachstum: Kindheit und Adoleszenz, Schwangerschaft und Stillzeit
- Hoher Alkohol- und Kaffeekonsum
- Aufnahme von Protein in großen Mengen erhöht den Bedarf an Vitamin B6.
- Rauchen
- Hohes Alter
- Orale Kontrazeptiva
- Chronische Erkrankungen (Asthma, Herz-Kreislauf-Erkrankungen, Diabetes, Nierenversagen, rheumatische Arthritis)
- Chronische Verdauungsstörungen (Diarrhoe, Leberschäden, Darmreizungen)

Folgen von Mangelzuständen

- Gerötete, schuppige, fettige, schmerzhafte und juckende Flecken auf der Haut (besonders um Nase, Mund, Ohren und im Genitalbereich)
- Schmerzhafte Risse und Spalten an den Mundwinkeln und auf den Lippen. Glatte, violette, schmerzende Zunge. Geschwollener, entzündeter Rachenraum
- Anämie
- Eingeschränkte Leukozytenfunktion, verminderte Produktion von Antikörpern
- Abnormale Hirnströmungen, Muskelzuckungen, Krämpfe
- Depression; Reizbarkeit, Angstzustände, Verwirrung, Kopfschmerzen, Schlaflosigkeit
- Brennen und Kribbeln in Händen und Füßen, Beeinträchtigung des Ganges
- Erhöhung des Gesamt- und des LDL-Cholesterin im Blut, sowie Senkung des HDL-Cholesterin möglich
- Kann die Bildung von Nierensteinen aus Kalziumoxalat provozieren

Labordiagnostik zur Vitamin-B6-Status-Bestimmung

Parameter	Wert	Kommentar
Plasmapyridoxal-5-Phosphat (PLP)	Werte <30 nmol/l zeigen Mangel an.	Die aktive Form des Vitamin B6

Parameter	Wert	Kommentar
Gesamtvitamin-B6-Spiegel im Plasma	Werte <40 nmol/l zeigen Mangel an.	
Ausscheidung von 4-Pyridoxinsäure im Urin	Werte <3,0 µmol/Tag zeigen Mangel an.	Der Hauptmetabolit im Urin
Erythrozyten Alanin-Transaminase-Index	Verhältnis >1,25 zeigt Mangel an.	Die Aktivität dieses PLP-abhängigen Enzyms wird vor und nach der Beigabe von PLP gemessen.
Tryptophan-Belastungstest	Xanthenurensäure (XA)-Ausscheidung >65 µmol/l zeigt Mangel an.	Da der Tryptophan-Katabolismus PLP-abhängig ist, werden 2 g Tryptophan oral verabreicht und XA gemessen.

Vitamin-B6-reiche Nahrungsmittel

Nahrungsmittel	Menge	mg
Kalbsleber	100 g	0,9
Kartoffeln	1 mittlere	0,7
Banane	1 mittlere	0,6
Linsen	100 g	0,6
Spinat	100 g	0,2

Empfohlene tägliche Vitamin-B6-Zufuhr (mg)

	Prävention von Vitamin-B6-Mangel		Therapeutischer Dosierungsbereich	
	U.K. RNI (1991)	*DACH (2001)*	*Pauling (1986)*	*Werbach (1990)*
Männer	1,4	1,4-1,5	50-100	10-200
Frauen*	1,2	1,2	50-100	10-200

* Schwangere oder stillende Frauen ausgenommen.

Einnahmeempfehlung

Pyridoxinhydrochlorid ist grundsätzlich dem Pyridoxal-5-Phosphat (PLP) vorzuziehen, da es die Zellmembranen leichter durchdringt und die Blut-Hirn-Schranke überwinden kann. Unter Bedingungen, welche die Umwandlung von Pyridoxinhydrocholride in PLP beeinträchtigen, z.B. Lebererkrankungen und Zink- oder Magnesiummangel, mag PLP vorzuziehen sein.

Zwischen oder zu den Mahlzeiten; vorzugsweise wird die Gesamttagesdosis in mehreren kleinen Dosen über den Tag verteilt eingenommen. Empfindliche Menschen, die auf Vitamin B6 mit Schlafstörungen reagieren, sollten den Großteil ihrer Tagesdosis morgens einnehmen.

Toxizität

Werden sehr hohe Dosen Vitamin B6 (>1000 mg/Tag) über längere Zeit eingenommen, kann es zu Reaktionen im peripheren Nervensystem kommen, die durch Taubheitsgefühle und Kribbeln in Händen und Füßen gekennzeichnet sind. Man nimmt an, daß dies geschieht, weil die Fähigkeit der Leber, Vitamin B6 in PLP zu verwandeln, überstrapaziert wird. Deshalb sollte man bei hohen therapeutischen Dosen, die Gabe von PLP-Supplementen dem Vitamin B6 vorziehen, da PLP eine geringere Toxizität aufweisen kann. Dosen von Vitamin B6

<500 mg/Tag oder der Einsatz höherer Dosen über einen kürzeren Zeitraum (Tage oder Wochen) sind für gesunde Menschen nicht toxisch. Sehr hohe Dosen Vitamin B6 während der Stillzeit können die Milchproduktion beeinträchtigen.

1.9 Vitamin B12

Hydroxycobalamin und Cyanocobalamin sind synthetische Formen des Vitamin B12. Die beiden natürlicherweise in Nahrungsmitteln vorkommenden Formen von Vitamin B12 sind Methylcobalamin und 5-Deoxyadenosylcobalamin.

Funktionen

- Aktivierung von Folsäure in ihre aktive Form (THF)
- Umwandlung von Homocystein in Methionin
- Fettsäuremetabolismus
- Synthese von DNS
- Synthese von Myelin
- Antioxidans (erhält reduziertes Glutathion)

Erhöhte Gefahr von Mangelzuständen

- Alter
- Perniziöse Anämie
- Atrophische Gastritis
- Schwangerschaft und Stillzeit
- Lebererkrankungen

- Erkrankungen des Magen-Darm-Traktes: Erkrankungen des Pankreas, Morbus Crohn, chronische Diarrhoe (wie sie bei AIDS vorkommt)
- Streng vegetarische Ernährung
- Hoher Alkoholkonsum
- Rauchen
- Medikamente: Paraaminosalycilsäure (PAS), Colchicin, Neomycin, Metformin, Cholestyramin

Folgen von Mangelzuständen

- Vermindertes Zellwachstum führt zu Atrophie und Entzündung der Zellwände im Mund und dem gesamten Verdauungsapparat, geringerer Resorption von Nährstoffen, Anorexie und Gewichtsverlust
- Anämie (megaloblastische) mit Schwäche, Kurzatmigkeit, Konzentrationsschwäche
- Verminderte Produktion von Blutplättchen kann die Gefahr abnormaler Blutungen erhöhen
- Störungen in der Leukozytenentwicklung setzen die Immunreaktion bei Infekten herab
- Gereiztheit, Aggressivität, Gedächtnisstörungen, Verwirrung, Erregungszustände, Psychosen (mit Halluzinationen und/oder paranoidem Verhalten), Depression
- Taubheit und Kribbeln in Händen und Füßen, Sensibilitätsverlust, unsichere Bewegungen, schlechte Koordination der Muskulatur, unsicherer Gang

Labordiagnostik zur Vitamin-B12-Status-Bestimmung

Parameter	Wert	Kommentar
Vitamin-B12-Serumspiegel	Werte unter 150 pmol/l zeigen Mangel an.	Werte können auch dann normal sein, wenn Anämie oder neurologische Symptome aufgrund eines Vitamin-B12-Mangels vorliegen.
Ausscheidung von Methylmalonsäure im Urin	Werte >5 µg/mg Creatinin zeigen Mangel an.	Eine sensitive Statusmessung
Hypersegmentierungs-Index der Neutrophilenkerne	Verhältnis von Neutrophilen mit ≥5 Segmenten zu solchen mit ≤4 Segmenten; Wert >30% zeigt Mangel an.	Kann auch auf einen Folsäuremangel zurückgehen und ist bei Schwangeren nicht zuverlässig.

Vitamin-B12-reiche Nahrungsmittel

Nahrungsmittel	Menge	µg
Kalbsleber	100 g	60
Miesmuscheln	100 g	8
Lachs	100 g	3
Rindfleisch, Filet	100 g	2
Hühnerei	1 mittleres	1

Pflanzliche Nahrungsmittel enthalten kein Vitamin B12, es sei denn, sie wären damit angereichert. Obgleich die Darmbakterien kleinere Mengen Vitamin-B12-ähnlicher Verbindungen synthetisieren, wird der Bedarf aus der Nahrung dadurch nicht gedeckt.

Empfohlene tägliche Vitamin-B12-Zufuhr (μg)

	Prävention von Vitamin-B12-Mangel		Therapeutischer Dosierungsbereich	
	U.K. RNI (1991)	*DACH (2001)*	*Pauling (1986)*	*Werbach (1990)*
Männer	1	3	100-200	10-1000
Frauen*	1	3	100-200	10-1000

* Schwangere oder stillende Frauen ausgenommen.

Einnahmeempfehlung

Hydroxycobalamin oder Adenosylcobalamin	Zwischen oder zu den Mahlzeiten; vorzugsweise wird die Gesamttagesdosis in mehreren kleinen Dosen über den Tag verteilt eingenommen. Bei älteren Menschen und Patienten mit Magenproblemen kann die biologische Verwertbarkeit durch intramuskuläre Injektion verbessert werden.

Toxizität

Es gibt keine Berichte über toxische Reaktionen bei gesunden Erwachsenen, selbst bei sehr hohen oralen Dosen (>10 mg/Tag). Die intravenöse Injektion wird in seltenen Fällen mit allergischen Reaktionen in Verbindung gebracht, diese können schwerwiegend sein (sind aber vermutlich auf eine andere Komponente in der Injektionslösung zurückzuführen, nicht auf das Vitamin B12 selbst).

1.10 Vitamin C (Ascorbinsäure)

Funktionen

- Antioxidans
- Kollagensynthese

- Carnitinsynthese
- Neurotransmittersynthese (Norepinephrin und Serotonin)
- Entgiftung der Leber und Ausscheidung von Medikamenten und Chemikalien
- Immunkompetenz
- Cholesterinabbau und -ausscheidung
- Förderung der Eisenresorption
- Schützt Folsäure und Vitamin E vor Oxidationsprozessen und erhält sie in ihrer aktiven Form.
- Kontrolle des Histaminspiegels
- Epinephrinproduktion

Erhöhte Gefahr von Mangelzuständen

- Erhöhter physischer Stress (Infektion, Fieber, Verbrennungen, Operationen, Muskel- und Knochentrauma)
- Chronische Erkrankungen (Hyperthyreose, rheumatische Arthritis, Diabetes, chronisches Nierenversagen)
- Hoher Alkoholkonsum
- Erhöhter Stress durch Oxidation von Chemikalien, Strahlung und Schwermetalle
- Medikamente: Aspirin, orale Kontrazeptiva
- Alter
- Erhöhtes Wachstum: Kindheit, Adoleszenz, Schwangerschaft und Stillzeit
- Rauchen

Folgen von Mangelzuständen (Skorbut)

- Beeinträchtigte Bindegewebssynthese und Schwäche der Blutgefäße führen zu abnormalen Blutungen: Hämatomneigung, entzündetes und blutendes Zahnfleisch, Gelenksteife und -schmerzen (aufgrund von Blutungen)
- Ansammlung von Keratin in Haarfollikeln führt zu rauher Haut
- Schlechte Wundheilung
- Schwäche, Abgespanntheit, Müdigkeit (kann auf unzureichende Carnitinsynthese zurückzuführen sein)
- Psychologisch/neurologische Symptome wie Depression und Persönlichkeitsveränderungen (kann auf unzureichende Neurotransmittersynthese zurückzuführen sein)
- Abwehrschwäche mit erhöhter Infektionsgefahr
- Verminderter Schutz gegen Oxidation kann das Risiko von Krebs, Herzerkrankungen, Schlaganfall und Katarakt erhöhen.

Labordiagnostik zur Vitamin-C-Status-Bestimmung

Parameter	Wert	Kommentar
Plasmaascorbinsäure	Werte < 23 µmol/l zeigen Mangel an.	
Ascorbinsäurespiegel in Gesamtleukozyten	Werte < 114 nmol/10^8 Zellen (Buffy coat) zeigen Mangel an.	

Parameter	Wert	Kommentar
Ascorbinsäurespiegel in den mononuklearen Leukozyten	Werte <25 µg/10^8 Zellen zeigen Mangel an.	
Ascorbinsäureausscheidung im Urin	Ausscheidungen von <10 mg/Tag zeigen schweren Mangel an.	Ein wenig sensitiver Statusindex, außer bei schweren Mangelzuständen
Ascorbinsäure-Belastungstest	Ascorbinsäure im Urin wird gemessen nach einer oralen Dosis von 0,5-2 g über vier Tage; Ausscheidung von <60% der Dosis zeigt Ascorbinsäuremangel im Gewebe.	

Vitamin-C-reiche Nahrungsmittel

Nahrungsmittel	Menge	mg
Papaya	1 mittlere	195
Brokkoli	100 g	115
Rosenkohl	100 g	115
Orange	1 mittlere	70
Erdbeeren	100 g	65

Empfohlene tägliche Vitamin-C-Zufuhr (mg)

	Prävention von Vitamin-C-Mangel		Therapeutischer Dosierungsbereich	
	U.K. RNI (1991)	*DACH (2001)*	*Pauling (1986)*	*Werbach (1990)*
Männer	40	100	1000-18000	50-10000
Frauen*	40	100	1000-18000	50-10000

* Schwangere oder stillende Frauen ausgenommen.

Einnahmeempfehlung

In Form von Ascorbinsäure, Kalziumascorbat oder Natriumascorbat. Retard-Präparate verbessern die Aufnahme. Gepufferte Formen (Salze) sind weniger sauer.	Zwischen oder zu den Mahlzeiten; vorzugsweise wird die Gesamttagesdosis in mehreren kleinen Dosen über den Tag verteilt eingenommen.

Toxizität

Eine Reihe von umfangreichen Studien, in denen über Jahre hinweg täglich 5-10 g Vitamin C an gesunde Erwachsene verabreicht wurden, haben keine schädlichen Nebenwirkungen gezeigt, außer gelegentlicher Übelkeit, lockerem Stuhlgang und Diarrhoe. Obgleich in manchen Berichten vor einem erhöhten Risiko von Nierensteinen bei Einnahme hoher Vitamin-C-Dosen gewarnt wird (Oxalat ist ein Metabolit der Ascorbinsäure), steigern solche Dosen die Oxalatausscheidung in den Urin nicht. Sie tragen demnach bei gesunden Menschen nicht zur Bildung von Nierensteinen bei. Allerdings sollten Personen mit einer Neigung zur Nierensteinbildung hohe Vitamin-C-Dosen nur unter Aufsicht ihres Arztes einnehmen. Ein Bericht über die Zerstörung von gelöstem Vitamin B12 durch Vitamin C hat sich als falsch erwiesen (sie ging auf ein Artefakt in der Probenzubereitung zurück). Behauptungen, hohe Dosen Vitamin C könnten bedingten Skorbut hervorrufen, sind haltlos. Hohe Dosen Vitamin C können die Kupferresorption mindern und Vitamin-C-Lutschtabletten, aufgrund ihres Säuregehalts, den Zahnschmelz angreifen.

1.11 Vitamin D

Umwandlungen

1 µg Vitamin D =
40 Internationale Einheiten (IE) Vitamin D

Funktionen

- Kalziumresorption und Ablagerung von Mineralien in den Knochen
- Zellwachstum und -entwicklung, besonders der Leukozythen und Epithelzellen
- Aktivierung und Reaktion der Leukozythen bei Infektionen

Erhöhte Gefahr von Mangelzuständen

- Vegetarische Ernährung
- Alter
- Ungenügende Sonnenbestrahlung, nördliche Breitengrade, Winter
- Malabsorption von Fett
- Chronisches Nierenleiden

Folgen von Mangelzuständen

Kinder

- Wachstums- und Entwicklungsverzögerung (das Kind beginnt spät mit dem Krabbeln und Gehen)
- Reizbarkeit und Ruhelosigkeit
- Rachitis: weiche Knochenmasse, Deformation der Wirbelsäule, krumme Beine und X-Beine, vergrößerte Gelenke zwischen Rippen und Rippenbogen
- Verspäteter Zahnwechsel und schlechte Entwicklung des Zahnschmelzes
- Gestörte Immunreaktion mit vermehrtem Infektionsrisiko

Jugendliche

- Vermindertes Wachstum von Knochen und Muskulatur
- Schwellungen und Schmerzen an den Knochenenden in den Extremitäten, besonders in den Knien
- Gestörte Immunreaktion mit erhöhtem Infektionsrisiko

Erwachsene

- Verlust von Mineralien in den Knochen, erhöhtes Risiko von Osteoporose und Frakturen
- Verlust des Gehörs und Ohrensausen
- Muskelschwäche, besonders an Hüften und Becken
- Erhöhtes Risiko von Dickdarm- und Brustkrebs
- Gefahr für erhöhten Blutdruck kann zunehmen
- Gestörte Immunreaktion mit vermehrtem Infektionsrisiko

Labordiagnostik zur Vitamin-D-Status-Bestimmung

Parameter	Wert	Kommentar
Plasma-25-(OH) Vitamin D	Normalwerte 25-310 nmol/l	Spiegelt Körperspeicher.
Plasma-1-25-$(OH)_2$ Vitamin D	Normalwerte 48-100 pmol/l	Mißt die aktuelle biologische Aktivität des Vitamins.

Vitamin-D-reiche Nahrungsmittel

Nahrungsmittel	Menge	µg
Lachs	100 g	16

Nahrungsmittel	Menge	µg
Thunfisch	100 g	5
Hühnerei	1 mittleres	1
Kalbsleber	100 mg	1
Emmentaler	30 mg	0,33

Empfohlene tägliche Vitamin-D-Zufuhr(µg)

	Prävention von Vitamin-D-Mangel		Therapeutischer Dosierungsbereich	
	U.K. RNI (1991)	*DACH (2001)*	*Pauling (1986)*	*Werbach (1990)*
Männer	0-10	5	20	10-40
Frauen*	0-10	5	20	10-40

* Schwangere oder stillende Frauen ausgenommen.

Einnahmeempfehlung

Die bevorzugte Form ist Cholecalciferol (Vitamin D3). Es ist aktiver und hat eine höhere Potenz als Ergocalciferol (Vitamin D2).	Zu den Mahlzeiten

Toxizität

Vitamin D kann auf vielfältige Weise toxisch wirken. Die Einnahme von >100 µg/Tag kann bei Kindern zu Hyperkalzämie und Kalziumeinlagerungen im weichen Gewebe führen. Regelmäßige Einnahme von >1000 µg Vitamin D/Tag kann bei Erwachsenen zur Verkalkung der Nieren und anderer weicher Gewebe führen.

1.12 Vitamin E

Relative biologische Aktivität von Vitamin-E-Formen	
Alpha-Tocopherol	100
Beta-Tocopherol	50
Gamma-Tocopherol	10-30
Delta-Tocopherol	1

Funktionen

- Antioxidans
- Antithrombosemittel

Erhöhte Gefahr von Mangelzuständen

- Genuß von Weißmehl
- Hoher Anteil von mehrfach ungesättigten Fettsäuren in der Nahrung
- Umweltbedingungen: Luft- und Wasserverschmutzung
- Selenmangel
- Malabsorption von Fetten
- Neugeborene, insbesondere Frühgeburten
- Leistungssport

Folgen von Mangelzuständen

- Verringerte Zellwandstärke der Erythrozythen führt zu Hämolyse und Anämie.

- Degeneration von Nervenzellen im Rückenmark und den peripheren Nervensträngen
- Atrophie und Schwächung von Skelett- und glatter Muskulatur
- Atrophie der Geschlechtsorgane und Infertilität
- Erhöhte Anfälligkeit für Krebs, Arteriosklerose, Arthritis und Katarakt

Labordiagnostik zur Vitamin-E-Status-Bestimmung

Parameter	Wert	Kommentar
Gesamtplasma-Vitamin E	Werte <11,6 µmol/l zeigen Mangel an.	
Plasma-Vitamin E/Gesamtlipide	Werte <0,8 mg Vitamin E/g Gesamtlipide zeigen Mangel an.	Der Vitamin-E-Spiegel im Blut steht in direkter Korrelation zum Triglyceridspiegel im Blut. Zur genauen Bestimmung des Vitamin-E-Status nimmt man daher das Verhältnis von Vitamin E/Gesamtlipide.
Plasmatocopherol-Isomere	Alpha-Tocopherol-Werte <10 µmol/l zeigen im allgemeinen Mangel an.	Normalerweise liegen >90% des Gesamtvitamin E in Form von Alpha-Tocopherol vor.

Vitamin-E-reiche Nahrungsmittel

Nahrungsmittel	Menge	mg
Sonnenblumenkerne	100 g	21
Weizenkeime	100 g	12
Süßkartoffel	1 mittlere	7

Nahrungsmittel	Menge	mg
Distelöl	10 g	3,5
Garnele	100 g	3,5

Empfohlene tägliche Vitamin-E-Zufuhr (mg)

	Prävention von Vitamin-E-Mangel		Therapeutischer Dosierungsbereich	
	U.K. RNI (1991)	*DACH (2001)*	*Pauling (1986)*	*Werbach (1990)*
Männer	>4	13-15	800	100-1000
Frauen*	>3	12	800	100-1000

* Schwangere oder stillende Frauen ausgenommen.

Einnahmeempfehlung

Die bevorzugte Form ist natürliches Vitamin E (d-alpha-Tocopherol). Es ist aktiver und hat eine höhere Potenz als synthetisches Vitamin E (d,l-alpha-Tocopherol)	Zu den Mahlzeiten

Toxizität

Bei einer Dosis von 400-800 mg/Tag ist Vitamin E für gesunde Menschen nicht toxisch. Es wurden tägliche Dosen von 1600-3200 mg über längere Zeiträume hinweg ohne schädliche Nebenwirkungen verabreicht. Menschen, die Antikoagulanzien einnehmen, sollten bei höheren Dosierungen Vorsicht walten lassen: Vitamin E kann die Wirkung dieser Medikamente verstärken und die Vitamin-K-abhängigen Gerinnungsfaktoren verringern. Auch Diabetiker sollten mit Vorsicht an die Einnahme höherer Dosen herangehen: Vitamin E kann die Wirkung des Insulin verstärken und in seltenen Fällen Hypoglykämie hervorrufen.

1.13 Vitamin K

Es gibt zwei Hauptformen von Vitamin K: Vitamin K1 (Phyllochinon) findet man in pflanzlichen Nahrungsmittel, während Vitamin K2 (Menachinon) aus tierischen und bakteriellen Quellen stammt.

Funktionen

- Blutgerinnung
- Produktion von strukturellen und regulatorischen Proteinen im Knochen (z.B. Osteocalcin)

Erhöhte Gefahr von Mangelzuständen

- Lebererkrankungen
- Hoher Alkoholkonsum
- Medikamente: Breitspektrum-Antibiotika, Cholestyramin, Kumarin
- Malabsorption von Fetten
- Neugeborene, die ausschließlich gestillt werden

Folgen von Mangelzuständen

- Dauerhafte Blutungen, kleinere Mengen Blut im Stuhl, Neigung zu Hämatomen
- Beeinträchtigung des Knochenaufbaus

Labordiagnostik zur Vitamin-K-Status-Bestimmung

Parameter	Wert	Kommentar
Plasma-Vitamin K	Normalwerte 0,4-5,0 nmol/l	
Prothrombinzeit und/oder Gerinnungsfaktoren (X, IX, VII und Protein C)	Die normale Prothrombinzeit liegt bei 11-14 Sekunden. Durchschnittswerte der Gerinnungsfaktoren bei 100% oder 1,0 Einheit/ml.	Da Vitamin K in der Blutgerinnung eine zentrale Rolle spielt, wird der Status anhand von Blutgerinnungsindizes gemessen. Ein Mangel führt zu einer Verlängerung der PT und reduzierter Funktion der Vitamin-K-abhängigen Gerinnungsfaktoren.

Vitamin-K-reiche Nahrungsmittel

Nahrungsmittel	Menge	µg
Spinat	100 g	415
Brokkoli	100 g	175
Grünkohl	100 g	125
Rindsleber	100 g	92
Grüner Tee	10 g	71

Die Synthese von Vitamin K durch die bakterielle Darmflora kann einen bedeutenden Teil des täglichen Bedarfs decken, bei einigen Menschen bis zur Hälfte der benötigten Tagesmenge.

Empfohlene tägliche Vitamin-K-Zufuhr (µg)

	Prävention von Vitamin-K-Mangel		Therapeutischer Dosierungsbereich
	U.K. RNI (1991)	*DACH (2001)*	*Werbach (1990)*
Männer	1 µg/kg Körpergewicht	70-80	30-100
Frauen*	1 µg/kg Körpergewicht	60-65	30-100

* Schwangere oder stillende Frauen ausgenommen.

Einnahmeempfehlung

Vitamin K1 (Phyllochinon)	Zu den Mahlzeiten

Toxizität

Es gibt keine Berichte über toxische Wirkungen von Vitamin K (Phyllochinon), selbst bei Dosen von 4000 µg/Tag. Ein Vorläufer von Vitamin K, das sog. Menadion, wurde früher als Supplement bei Säuglingen eingesetzt und ist bereits in geringen Mengen toxisch. Es verursachte Anämie und Gelbsucht und sollte in der Therapie heute nicht mehr als Form von Vitamin K eingesetzt werden.

2 Mineralstoffe und Spurenelemente

2.1 Chrom

Funktionen

- Potenzierung der Insulinwirkung: verbessert die Glukosetoleranz; erhöht die Aufnahme von Aminosäuren in Muskulatur, Herz und Leber; verbessert die Proteinsynthese.
- Regulation von Blutfetten: vermindert das Gesamt- und LDL- und erhöht das HDL-Cholesterin.

Erhöhte Gefahr von Mangelzuständen

- Ernährung reich an Fetten, Zucker und raffinierten Kohlehydraten
- Vermehrter Stress: intensives Körpertraining, körperliche Betätigung, Infektion, Trauma oder Krankheit
- Schwangerschaft
- Alter

Folgen von Mangelzuständen

- Verminderte Glukosetoleranz und Insulinwirkung
- Gewichtsverlust
- Erhöhte Cholesterin- und Triglyzeridwerte im Blut
- Periphere Neuropathie

Labordiagnostik zur Chromstatus-Bestimmung

Parameter	Werte	Kommentar
Serumchrom	<2,0 nmol/l kann Chrommangel anzeigen.	Ein relativ unzuverlässiger Indikator für Gewebespeicher
Ausscheidung von Chrom im Urin	Normalbereich etwa 3-4 nmol/l	Die Urinwerte sind für die Beurteilung des Chromstatus von begrenzter Aussagekraft, da es sich dabei um sehr geringe Konzentrationen handelt, die zudem häufig nicht auf eine Chromsupplementation reagieren. Sie sind jedoch zu gebrauchen, um übermäßige Chromexposition zu messen.
Chrom im Haar	Normalbereich 0,05-0,8 µg/g Haar	Bei sorgfältiger Durchführung ist der Chromspiegel ein brauchbares Mittel für die Bestimmung des Chromstatus.

Chromreiche Nahrungsmittel

Nahrungsmittel	Menge	µg
Linsen	100 g	70
Vollkornbrot	100 g	49
Melasse	30 g	36
Huhn	100 g	26
Bierhefe	10 g	20

Empfohlene tägliche Chromzufuhr (µg)

Prävention von Chrommangel			Therapeutischer Dosierungsbereich
	U.K. Safe intake level (1991)	*DACH (2001)*	*Werbach (1990)*
Männer	25	30-100	200-300
Frauen	25	30-100	200-300

Einnahmeempfehlung

Organische Formen von Chrom (chromreiche Hefe, Chrom-GTF, Chromaspartat, -picolinat und -nicotinat) sind vorzuziehen. Chromchlorid wird nur schlecht resorbiert (<0,5%).	Chromsupplemente sollten zwischen den Mahlzeiten eingenommen werden; vorzugsweise wird die Tagesdosis in mehreren kleinen Dosen über den Tag verteilt eingenommen.

Toxizität

Tägliche Einnahmen von dreiwertigem Chrom (Cr^{+3}) und Chrom in Bierhefe in einer Dosierung von 100-300 µg gelten als nicht toxisch. Die Supplementation mit bis zu 1000 µg Chrompicolinat über mehrere Monate hinweg hat bei Erwachsenen keine unerwünschten Nebenwirkungen hervorgerufen. Schwere und dauerhafte Expositon gegenüber hexavalentem Chrom in der Luft (Cr^{+6}), wie es in der metallverarbeitenden Industrie entsteht, kann Dermatitis und ein erhöhtes Lungenkrebsrisiko zur Folge haben.

2.2 Eisen

Funktionen

- Sauerstoff-Transport als Hämoglobin in Erythrozyten
- Sauerstoff-Speicherung als Myoglobin in Muskelzellen
- Energieproduktion in den mitochondrialen Cytochromen
- Bestandteil von Enzymgruppen, wie etwa des Cytochrom P450-Systems in der Leber, der Antioxidanzien-Peroxidase und -Katalase
- Produktion von Thyroxin und Neurotransmittern im Gehirn

Erhöhte Gefahr von Mangelzuständen

- Menstruation
- Schnelles Wachstum: Kindheit und Adoleszenz, Schwangerschaft
- Säuglinge und Kleinkinder, die überwiegend mit Milch ernährt werden (Milch hat einen sehr niedrigen Eisengehalt)
- Vegetarier
- Hoher Kaffee- und Teegenuß zu den Mahlzeiten
- Atrophische Gastritis
- Chronische Einnahme von Antazida
- Verluste über den Verdauungstrakt: Hämorrhoiden, kleine Magengeschwüre, gastrische Irritation durch Aspirin oder andere, nicht-steroide antiin-

flammatorische Medikamente, Einnahme von Steroiden oder starker Alkoholkonsum

- Langstreckenlauf und -schwimmen
- Chronische Erkrankung (reduziert die Fähigkeit, Speichereisen zu mobilisieren)
- Vitamin-A-, Vitamin-B6- und Kupfermangel

Folgen von Mangelzuständen

- Pallor, trockene Haut, Rillen in Fingernägeln, löffelförmige Nägel, brüchiges Haar
- Rasche Ermüdbarkeit, Schwäche, Energiemangel
- Appetitlosigkeit
- Unfähigkeit, bei Kälte die Körpertemperatur aufrechtzuerhalten
- Lernschwierigkeiten: schlechtes Gedächtnis und mangelnde Konzentrationsfähigkeit
- Störungen in der mentalen und motorischen Entwicklung des Kindes
- Entzündungen der Mundschleimhäute
- Erhöhte Infektanfälligkeit
- Erhöhte Aufnahme und Empfindlichkeit gegen umweltbedingtes Blei und Cadmium
- Bei Sportlern: reduzierte Leistungsfähigkeit, schnelles Ermüden, erhöhte Milchsäureproduktion in Muskulatur und Muskelkrämpfe
- Schwangerschaft: erhöhtes Risiko von Frühgeburten und untergewichtigen Säuglingen

Labordiagnostik zur Eisenstatus-Bestimmung

Parameter	Werte	Kommentar
Serum-Transferrin-rezeptor	Normalbereich <8,5 mg/l	Ein sehr guter Indikator für die Körperspeicher
Serumferritinspiegel	Normalbereich bei Männern 15-200 µg/l, bei Frauen 12-150 µg/l	Ein guter Indikator für die Körperspeicher
Transferrinsättigung	Sättigung von <16% der möglichen Bindungs-positionen zeigt Eisen-mangel an.	
Messung von Eisen im Knochenmark durch Biopsie	Fehlen vor färbbarem Eisen zeigt starken Mangel an.	Genaue Messung der Körperspeicher

Eisenreiche Nahrungsmittel

Nahrungsmittel	Menge	mg
Leber (Schwein)	100 g	20
Austern	100 g	13
Sojamehl, Hirse	100 g	9
Leber (Rind, Kalb)	100 g	7-8
Linsen	100 g	7

Die biologische Verwertbarkeit von Eisen aus Nahrungsmitteln ist sehr unterschiedlich, sie reicht von <2% bei gewissen faserreichen pflanzlichen Nahrungsmitteln bis hin zu 15-20% bei Fleisch und fast 50% bei Muttermilch.

Empfohlene tägliche Eisenzufuhr (mg)

	Prävention von Eisenmangel		Therapeutischer Dosierungsbereich
	U.K. RNI (1991)	*DACH (2001)*	*Werbach (1990)*
Männer	8,7	10	10-50
Frauen*	8,7-14,8	10-15	10-50

* Schwangere und stillende Frauen ausgenommen.

Einnahmeempfehlung

Als Eisenfumarat, -gluconat und -sulfat	Eisensupplemente sollten üblicherweise zwischen den Mahlzeiten eingenommen werden. Allerdings kommt es bei leerem Magen häufiger zu gastrointestinalen Nebenwirkungen. Sollten Schmerzen im Abdominalbereich oder Übelkeit auftreten, können diese durch die Einnahme zu den Mahlzeiten gemildert werden. Die gleichzeitige Einnahme von Eisen und einem Vitamin-C-Supplement oder Vitamin-C-reicher Nahrung ergibt eine beträchtliche Steigerung seiner biologischen Verwertbarkeit.

Toxizität

Eine akute Eisenvergiftung kann für Kleinkinder tödlich sein. Die letale Dosis für ein 10 kg schweres Kind liegt bei etwa 2-2,5 g. In der Behandlung von Anämie wird Eisen häufig in hohen Dosen von 30-60 mg/Tag verabreicht. In dieser Dosierung kann es – insbesondere auf leeren Magen – zu Schmerzen im Abdomen, Übelkeit und Erbrechen kommen. Bei genetisch bedingter Hämochromatose (HH), einer verbreiteten, erblichen Eisenstoffwechsel-Störung, ist die Gefahr von Eisenablagerungen und chronischer Eisenvergiftung beträchtlich erhöht. Etwa 1 von 10 Personen sind heterozygot bezüglich dieser Störung und anfällig für Schädigungen durch Eisenablagerungen. Eisen ist ein starkes Oxidans und kann im Übermaß großen Schaden anrichten. Es führt zu chronischen Leberentzündungen und Leberschädigungen, die das Leberkrebsrisiko erhöhen. Außerdem steigt die Gefahr koronarer Herzerkrankungen. HH-Screening durch Messung der Transferrinsättigung kann eine solche Störung identifizieren, bevor klinische Zeichen einer Eisenüberbelastung auftreten.

2.3 Fluor

Funktionen

- Erhöht die Resistenz des Zahnschmelzes gegen bakterienbedingte Säuren (Karies).
- Stimulation der Osteoblastenaktivität

Folgen von Mangelzuständen

- Erhöhte Kariesanfälligkeit

Labordiagnostik zur Fluorstatus-Bestimmung

Parameter	Werte
Gesamtfluor im Blut	Normalbereich 0,1-0,25 mg/l

Parameter	Werte
Plasmafluor	Normalbereich 4-14 µg/l
Fluorausscheidung im Urin	Normalbereich 0,3-1,5 mg/Tag

Fluorreiche Nahrungsmittel

Nahrungsmittel	Menge	mg
Fluoridiertes Wasser*	1 l	0,7-1,2
Ölsardinen (mit Gräten)	100 g	0,2-0,4
Mit Fluor angereichertes Salz	1 g	0,25
Huhn	100 g	0,06-0,1
Tee (aus nicht fluoridiertem Wasser)	100 ml	0,01-0,42

*Der natürliche Fluorgehalt des Wassers beträgt etwa 0,01-2 mg /100 ml. Viele Kinder nehmen durch das Verschlucken fluorhaltiger Zahnpasta (mit etwa 1-1,5 mg/g Fluor) zusätzliche Mengen Fluor auf.

Empfohlene tägliche Fluorzufuhr (mg)

Alter (Jahre)	mg
0-0,5	0,1
0,5-1	0,5
1-3	0,7
4-6	1,0
7-10	1,0-2,0
11-18	2,0-3,0
Erwachsene	3,0-4,0

Empfohlene tägliche Fluorsupplementierung (mg/Tag) bei unterschiedlichen Fluorkonzentrationen im Trinkwasser

Alter	<0,3 mg/l	0,3-0,6 mg/l	>0,7 mg/l
0-6 Monate	0	0	0
6 Monate bis 3 Jahre	0,25	0	0
3-6 Jahre	0,5	0,25	0
6-16 Jahre	1	0,5	0

Einnahmeempfehlung

Natriumfluorid	Am Abend, nach dem Zähneputzen

Toxizität

Chronische Einnahmen von bis zu 5 mg Fluor/Tag scheinen für gesunde Erwachsene nicht toxisch. Oberhalb dieser Dosierung kommt es gelegentlich zu toxischen Wirkungen. Erstes Anzeichen dafür ist die Dentalfluorose, bei der das überschüssige Fluor die Mineralisierung des Zahnschmelzes beeinträchtigt, der daraufhin weich und fleckig wird. Die Aufnahme von >8-10 mg Fluor/Tag kann zu Deformierungen des Skeletts, zu Osteoporose, Osteomalazie mit sekundärem Hyperparathyreoidismus und Kalzifizierung von Weichteilen führen.

2.4 Jod

Funktion

- Schilddrüsenhormonsynthese

Erhöhte Gefahr von Mangelzuständen

- Ernährung mit Nahrungsmitteln aus jodarmen Anbaugebieten (Inland und Gebirge)
- Schwangerschaft und Stillzeit
- Strumafördernde Anteile in der Nahrung (Maniok, Hirse, Süßkartoffeln, bestimmte Bohnensorten) und industrielle Umweltgifte (Resorcin, Phthalsäure)

Folgen von Mangelzuständen

- Beim Foetus: erhöhte Fehlgeburtenrate, Totgeburten und kongenitale Defekte (geistige Behinderung, Taubheit, Spastik)
- Säuglingsalter: erhöhte Säuglingssterblichkeit, psychomotorische und mentale Behinderungen, Hypothyreose
- Kindheit: Struma, Hypothyreose, Beeinträchtigung der mentalen Funktionen und des körperlichen Wachstums
- Erwachsenenalter: Struma, Hypothyreose, beeinträchtigte mentale Funktion

Zu den Symptomen der Hypothyreose gehören Gewichtszunahme, Ödeme, Müdigkeit, Antriebslosigkeit, niedriger Puls, niedriger Blutdruck, Haarausfall und trockene Haut.

Labordiagnostik zur Jodstatus-Bestimmung

Parameter	Werte	Kommentar
Gesamtjod im Blut	Normalbereich 0,78-1,22 µmol/l	
Jodausscheidung im 24 Std. Urin	Ausscheidung <0,78 µmol/l zeigt geringen Mangel, <0,2 µmol/l schweren Mangel an.	Ein zuverlässiger Indikator für Jodüberschuß oder -mangel im Körper
Gesamtthyroxin (T4) im Serum	Normalbereich 68-182 nmol/l	
Thyroxinstimulierendes Hormon (TSH) im Serum	>4,0 mU/l kann Jodmangel (oder eine andere Ursache für eine Schilddrüsenstörung) anzeigen.	Bei Jodmangel steigt der TSH-Spiegel im Serum an.

Jodreiche Nahrungsmittel

Nahrungsmittel	Menge	µg
Krustentiere, Scholle, Seelachs	100 g	200-250
Garnele, Kabeljau	100 g	120-130
Makrele, Thunfisch, Hering, Heilbutt	100 g	50-75
Jodiertes Speisesalz	1 g	15-25

Empfohlene tägliche Jodzufuhr (µg)

Prävention von Jodmangel			Therapeutischer Dosierungsbereich
	U.K. RNI (1991)	*DACH (2001)*	*Werbach (1990)*
Männer	140	150-200	100-1000
Frauen*	140	150-200	100-1000

* Schwangere und stillende Frauen ausgenommen.

Einnahmeempfehlung

Kelp (Meeresalge) oder Kaliumjodid	Zu oder zwischen den Mahlzeiten

Toxizität

Die Einnahme von Jod im Bereich von 100-500 µg/Tag ist eigentlich nicht toxisch. Bei Menschen, die zu Akne neigen, kommt es gelegentlich zu einer Verschlimmerung der Akne. Hohe Dosen (bis zu 1 g/Tag) werden von den meisten gesunden Erwachsenen gut vertragen. Allerdings kann eine sehr hohe tägliche Jodzufuhr (>2 g/Tag) die Thyroxinproduktion stören. Zudem besteht bei Menschen mit schon lange andauerndem Jodmangel und Struma die Gefahr, durch eine plötzliche Erhöhung der Jodaufnahme eine Schilddrüsenüberfunktion und – selten – eine Thyreotoxikose auszulösen.

2.5 Kalium

Funktionen

- Energieproduktion
- Membranerregbarkeit und Transport

Erhöhte Gefahr von Mangelzuständen

- Diarrhoe und/oder Erbrechen
- Entzündliche Darmerkrankungen oder Gastroenteritis
- Chronisches Nierenversagen
- Strenge Diät zur Gewichtsreduktion
- Metabolische Azidose oder Alkalose
- Diuretika (Thiazide, Furosemid)
- Magnesiummangel

Folgen von Mangelzuständen

- Müdigkeit, Lethargie
- Muskelschwäche
- Verzögerte Darmentleerung
- Verstopfung
- Verminderter Blutdruck
- Kardiale Arrhythmien (potentiell tödlich)

Labordiagnostik zur Kaliumstatus-Bestimmung

Parameter	Werte	Kommentar
Kaliumspiegel im Serum	Normalbereich 3,5-5,1 mmol/l	
Kaliumspiegel in den Erythrozyten	Normalbereich etwa 100 mmol/l RBC	Ein Index für die Gewebespeicher
Kaliumausscheidung im Urin	Normalbereich 26-123 mmol/Tag	Der Spiegel variiert in Abhängigkeit von der ernährungsbedingten Aufnahme.

Kaliumreiche Nahrungsmittel

Nahrungsmittel	Menge	mg
Sojamehl	100 g	1870
Weiße Bohnen	100 g	1310
Linsen	100 g	810
Bananen	200 g	790
Spinat	100 g	635

Empfohlene tägliche Kaliumzufuhr

Die erforderliche Minimaltagesdosis wird bei gesunden Erwachsenen auf etwa 2 g geschätzt, die durchschnittliche Aufnahme der erwachsenen Bevölkerung in den Industrieländern liegt bei etwa 2-3 g/Tag. Die zur Reduktion des Risikos von erhöhtem Blutdruck, Schlaganfall und Herzerkrankungen empfohlene Tagesdosis wird allerdings höher angesetzt – und zwar im Bereich von 4-5 g/Tag.

Einnahmeempfehlung

Kaliumcitrat wird allgemein besser toleriert als Kaliumchlorid.	Zu den Mahlzeiten; vorzugsweise wird die Tagesdosis in mehreren kleinen Dosen über den Tag verteilt eingenommen.

Toxizität

Zu viel Kalium kann zu kardialen Arrhythmien, Schwäche, Müdigkeit, Übelkeit und einem Absinken des Blutdruckes führen. Bei gesunden Erwachsenen kann eine tägliche Einnahme von > 8 g Hyperkalämie hervorrufen. Bei Menschen mit Nieren- und/oder Herzerkrankungen ist die toxische Tagedosis wesentlich niedriger.

2.6 Kalzium

Funktionen

- Hauptstrukturelement in Skelett und Zähnen
- Blutgerinnung (Komponente der Gerinnungskaskade)
- Intrazellulärer Botenstoff, der die Kontraktion von Muskelfasern auslöst
- Nervenleitung

Erhöhte Gefahr von Mangelzuständen

- Alter
- Menopause
- Zu hoher Gehalt an Protein, Phosphor, Natrium, Alkohol und Koffein in der Nahrung (sie alle erhöhen den Kalziumverlust mit dem Urin)
- Medikamente: Antazida, Laxanzien und Steroide
- Atrophische Gastritis
- Malabsorption von Fetten (Fette binden Kalzium und reduzieren die Resorption)
- Vitamin-D-Mangel

Folgen von Mangelzuständen

- Schlechte Mineralisierung der Knochen, Osteoporose
- Muskelkrämpfe und Spasmen

- Erhöhte Erregbarkeit der Nervenzellen
- Abnormale Blutkoagulation und vermehrte Blutung nach Trauma

Labordiagnostik zur Kalziumstatus-Bestimmung

Parameter	Werte	Kommentar
Serumkalzium	Normalbereich 2,2-2,6 mmol/l	Ein schlechter Statusindikator, da <1% des Körperkalziums im Serum zu finden ist und der Serumspiegel einer engen physiologischen Kontrolle unterliegt.
Ionisiertes (ungebundenes) Kalzium im Serum	Normalbereich 1,17-1,29 mmol/l	Niedriger Spiegel kann negative Kalziumbalance anzeigen.
Kalziumausscheidung im Urin	Normalbereich etwa 200-300 mg/Tag bei Männern, 150-250 mg/Tag bei Frauen. Werte von <150 mg/Tag können ernährungsbedingten Mangel anzeigen.	

Kalziumreiche Nahrungsmittel

Nahrungsmittel	Menge	mg
Käse	100 g	830
Sardinen (mit Gräten)	100 g	354
Sojabohnen, getrocknet	100 g	260
Grünkohl	100 g	212
Joghurt	180	205

Empfohlene tägliche Kalziumzufuhr (mg)

	Prävention von Kalziummangel		Therapeutischer Dosierungsbereich
	U.K. RNI (1991)	*DACH (2001)*	*Werbach (1990)*
Männer	700	1000	1000-1500
Frauen*	700	1000	1000-1500

* Schwangere und stillende Frauen ausgenommen.

Einnahmeempfehlung

Organisch gebundenes Kalzium (Gluconat, Aspartat, Citrat oder Chelatformen) besitzt im allgemeinen eine höhere biologische Verwertbarkeit als seine nicht-organischen Formen (Carbonat, Phosphat, Sulfat), besonders für Personen, die an Magensäuremangel leiden und für ältere Menschen.	Zwischen oder zu den Mahlzeiten; vorzugsweise wird die Tagesdosis in mehreren Dosen über den Tag verteilt eingenommen, davon ein Drittel vor dem Schlafengehen.

Toxizität

Bei gesunden Erwachsenen, hat eine orale Kalziumzufuhr bis zu 2 g/Tag keine unerwünschten Nebenwirkungen. Menschen, die an Hyperparathyreoidismus leiden, oder dazu neigen, Nierensteine aus Kalziumoxalat zu bilden, sollten die Einnahme hoher Kalziummengen vermeiden. Im allgemeinen jedoch scheinen hohe Kalziumdosen die Gefahr der Nierensteinbildung nicht zu erhöhen.

2.7 Kupfer

Funktionen

- Energieproduktion in den Mitochondrien
- Mobilisierung und Transport von Speichereisen ins Knochenmark
- Synthese von Kollagen und Elastin im Bindegewebe
- Antioxidans (als Kupfer/Zink-Superoxiddismutase <Zn/Cu SOD> und Ceruloplasmin)
- Melaninbildung in der Haut
- Synthese von Epinephrin und Norepinephrin im Adrenal- und Nervensystem
- Abbau von Serotonin, Histamin und Dopamin

Erhöhte Gefahr von Mangelzuständen

- Hochdosierte Einnahmen von Eisen-, Molybdän- oder Zinksupplementen
- Kleinkinder, die nur mit Kuhmilch ernährt werden (Milch hat einen sehr niedrigen Kupfergehalt)
- Anhaltender Gebrauch von Antazida
- Gastrointestinale Störungen: chronische Diarrhoe, Darmentzündungen
- Vermehrter oxidativer Stress (Rauchen, Luftverschmutzung, rheumatische Arthritis)

Folgen von Mangelzuständen

- Anämie mit Leukopenie und Neutropenie
- Erhöhte Anfälligkeit für oxidative Schäden

- Hypercholesterinämie, Hypertriglyceridämie und Glukoseintoleranz
- Strukturschäden von Gefäßwänden mit erhöhter Gefahr von Aneurysmen
- Mögliche Beeinträchtigung der Immunreaktionen und der Aktivierung von T-Zellen
- Abnormales Skelettwachstum, Osteoporose
- Haar- und Hautpigmentierungsstörungen, Vitiligo
- Schwäche und Müdigkeit

Labordiagnostik zur Kupferstatus-Bestimmung

Parameter	Werte	Kommentar
Superoxiddismutase in den Erythrozyten	Normalbereich 0,47±0,067 mg/g	Spiegel ist ein guter Index des Kupferstatus.
Serumkupferspiegel	Normalbereich 12-22 µmol/l	Obwohl die Serumkupferwerte helfen können, einen Kupermangel zu entdecken, werden sie doch durch eine Vielzahl von Faktoren beeinflußt und können unabhängig vom Körperkupfer (s.u.) variieren.
Plasma-Ceruloplasmin	Normalbereich 0,1-0,5 g/l	>90% des Blut-Kupfers ist an das Ceruloplasmin gebunden. Obgleich die Ceruloplasminwerte dazu benutzt werden können, einen Kupfermangel aufzudecken, ist Ceruloplasmin Protein für Akutphasen. Es wird daher durch eine Vielzahl von Faktoren erhöht und kann unabhängig vom Körperkupfer variieren.

Parameter	Werte	Kommentar
Kupfer im Haar	Normalbereich 8-20 µg/g Haar	Obwohl der Spiegel gut mit dem Gewebespiegel korreliert, gibt es eine Vielzahl potentieller Quellen einer externen Kontamination, zudem kann der Kupferspiegel im Haar trotz eines schweren Kupfermangels normale Werte aufweisen.

Kupferreiche Nahrungsmittel

Nahrungsmittel	Menge	mg
Leber (Kalb)	100 g	3,5-5,5
Portwein, Sherry	50 ml	3-10
Austern	100 g	2,5
Linsen, Erbsen, rote Bohnen	100 g	0,7-0,8
Sonnenblumenkerne	25 g	0,7

Empfohlene tägliche Kupferzufuhr (mg)

Prävention von Kupfermangel			Therapeutischer Dosierungsbereich
	U.K. RNI (1991)	*DACH (2001)*	*Werbach (1990)*
Männer	1,2	1,0-1,5	2-4
Frauen	1,2	1,0-1,5	2-4

Einnahmeempfehlung

Zwar ist Kupfersulfat die verbreitetste Supplementform, organisch gebundene Fomen von Kupfer (Orotat, Chelate) können allerdings eine höhere biologische Verfügbarkeit aufweisen.	Kupfersupplemente sollten zwischen den Mahlzeiten eingenommen werden; vorzugsweise wird die Tagesdosis in mehreren kleinen Dosen über den Tag verteilt eingenommen.

Toxizität

Kupfer wird im allgemeinen gut vertragen und ist für gesunde Erwachsene in Dosierungen von bis zu 5 mg/Tag ungefährlich. Dosen >7 mg/Tag können bei Erwachsenen zu Schmerzen im Abdominalbereich, Übelkeit, Erbrechen und Diarrhoe führen, noch höhere Dosen gar zu einem Leberschaden.

2.8 Magnesium

Funktionen

- Energie-Stoffwechsel: Oxidation von Glukose, Fett und Proteinen
- Regulation der Kalzium-gesteuerten Kontraktion von Herz- und Muskelzellen
- Vasodilation der koronaren und peripheren Arterien
- Nervendepolarisierung und -transmission
- Aufbau von Knochen und Zähnen

Erhöhte Gefahr von Mangelzuständen

- Ernährung reich an stark verarbeiteten Nahrungsmitteln und raffiniertem Getreide und arm an Gemüse

- Leistungssport
- Wachstum: Schwangerschaft und Stillzeit, Kindheit und Adoleszenz
- Medikamente: Diuretika (Thiazide, Furosemide), Chemotherapie (Cisplatin), Cortisonpräparate, Laxanzien
- Diabetes und Hyperparathyreoidismus
- Resorptionsstörungen (Entzündungen im Darmtrakt, Diarrhoe, Pankreaserkrankungen)
- Hoher Alkoholkonsum

Folgen von Mangelzuständen

- Muskelkrämpfe und -spasmen, Muskelzittern
- Hypokalzämie und Hypokaliämie
- Persönlichkeitsveränderungen: Depression, Reizbarkeit, Konzentrationsstörungen
- Anorexie, Übelkeit und Erbrechen
- Erhöhte Gefahr von Herzrhythmusstörungen
- Erhöhter Triglycerid- und Cholesterinspiegel
- Natrium- und Wassereinlagerungen
- Gestörte Vitamin-D-Aktivität

Labordiagnostik zur Magnesiumstatus-Bestimmung

Parameter	Werte	Kommentar
Magnesiumspiegel im Serum	Normalbereich 0,75-1,05 mmol/l	Ein wenig sensitiver Körperspeicher-Index, da der Spiegel erst bei fortgeschrittenem Mangel sinkt.

Parameter	Werte	Kommentar
Serumspiegel von ionisiertem Magnesium	Normalbereich 0,5-0,66 mmol/l	Dem Serumspiegel überlegen, da der Anteil an ionisiertem Blut-Magnesium nicht durch Bedingungen beeinflußt wird, welche die Serumproteine verändern.
Magnesiumspiegel in den Leukozyten	Normalbereich 3,0±0,09 fmol/Zelle	Kann Gewebespiegel wiedergeben.
Magnesiumausscheidung im Urin	Ausscheidung von <1 mmol/Tag zeigt Mangel an	Eine sensitive Statusmessung

Magnesiumreiche Nahrungsmittel

Nahrungsmittel	Menge	mg
Sojamehl	100 g	245
Naturreis, Gerste	100 g	160
Weizenkleie	25 g	145-150
Sonnenblumenkerne	25 g	105
Weizenvollkornbrot	100 g	80-100

Empfohlene tägliche Magnesiumzufuhr (mg)

Prävention von Magnesiummangel			Therapeutischer Dosierungsbereich
	U.K. RNI (1991)	*DACH (2001)*	*Werbach (1990)*
Männer	300	350-400	300-800
Frauen*	270-300	300-310	300-800

* Schwangere und stillende Frauen ausgenommen.

Einnahmeempfehlung

Organisch gebundene Formen von Magnesium (z.B. Orotat, Gluconat, Aspartat, Citrat oder Chelatformen) haben im allgemeinen eine höhere biologische Verwertbarkeit als nicht organische Formen (z.B. Sulfat)	Zu den Mahlzeiten; vorzugsweise wird die Tagesdosis in mehreren kleinen Dosen über den Tag verteilt eingenommen.

Toxizität

Bei gesunden Erwachsenen sind Magnesiumdosen bis zu 1 g/Tag nicht toxisch. Bei Menschen mit chronischem Nierenversagen ist die Magnesiumausscheidung über den Urin gestört, Supplemente (bzw. magnesiumhaltige Antazida oder Laxanzien) können hohe Blutwerte mit Symptomen wie Übelkeit, Erbrechen, niedrigem Blutdruck und Arrhythmien hervorrufen.

2.9 Mangan

Funktionen

- Kohlenhydratstoffwechsel und Gluconeogenese
- Insulinsynthese und -sekretion
- Antioxidans (als Mn-Superoxiddismutase)
- Abbau von Aminosäuren und Harnstoffproduktion
- Synthese von Proteoglycanen in Knorpel und Knochen
- Enzymaktivierung, einschließlich Histaminabbau, Neurotransmitterregulation im Gehirn, Produktion von Prothrombin in der Blutgerinnung und Fettmetabolismus

Erhöhte Gefahr von Mangelzuständen

- Ernährung reich an raffinierten Kohlenhydraten, stark verarbeiteten und tierischen Nahrungsmitteln
- Erhöhter umweltbedingter oxidativer Stress
- Hoher Alkoholkonsum
- Hochdosierte Eisensupplementation

Folgen von Mangelzuständen

- Reduktion von HDL-Cholesterin und Gesamtcholesterin im Blut, Fettleber
- Störungen in der Knorpel- und Knochenproduktion
- Gesteigerte Anfälligkeit für oxidative Schäden durch freie Radikale
- Dermatitis, reduziertes Haar- und Nagelwachstum, Haare verfärben sich rötlich
- Appetitlosigkeit und Gewichtsverlust
- Gestörte Insulinsekretion, reduzierte Blutzuckerkontrolle, Glukoseintoleranz

Labordiagnostik zur Manganstatus-Bestimmung

Parameter	Werte	Kommentar
Gesamtmangan im Blut	Normalbereich 72-255 nmol/l	Ein valider Indikator für den Status
Manganspiegel im Haar	Normalbereich 0,1-2,0 µg/g	Ergrauendes Haar weist niedrigere Konzentration auf.

Manganreiche Nahrungsmittel

Nahrungsmittel	Menge	mg
Haferflocken	100 g	5
Sojamehl	100 g	4
Weizenvollkornmehl	100 g	3,5
Haselnüsse	50 g	3
Weizenvollkornbrot	100 g	2,5

Empfohlene tägliche Manganzufuhr (mg)

	Prävention von Manganmangel		Therapeutischer Dosierungsbereich
	U.K. Safe intake level (1991)	*DACH (2001)*	*Werbach (1990)*
Männer	1,4	2-5	2-50
Frauen	1,4	2-5	2-50

Einnahmeempfehlung

Organisch gebundene Formen (Mangangluconat oder Chelate) besitzen im allgemeinen eine höhere biologische Verwertbarkeit als Mangansulfat.	Zu den Mahlzeiten; vorzugsweise wird die Tagesdosis in mehreren kleinen Dosen über den Tag verteilt eingenommen.

Toxizität

Mangansupplemente in einer Dosierung von 2-50 mg/Tag scheinen bei gesunden Erwachsenen keine unerwünschten Nebenwirkungen zu zeigen. Manganvergiftungen können als Folge eines berufsbedingten Kontaktes mit hohen Mengen Manganoxidstaubes (Industriearbeiter) auftreten und führen zu Psychose mit Übererregbarkeit und Gewalttätigkeit, Koordinationsverlust, Demenz und der Parkinsonschen Krankeit ähnelnden Symptomen.

2.10 Molybdän

Funktionen

- Antioxidans (als Xanthinoxidase)
- Schutz vor toxischen Wirkungen von Chemikalien und Medikamenten (als Molybdänhydroxylase)
- Transport und Speicher von Eisen im Gewebe
- Metabolismus und Abbau von schwefelhaltigen Aminosäuren (wie Cystein, Methionin, Taurin, Homocystein), desgleichen Umwandlung von Sulfit (einer toxischen Verbindung) in Sulfat

Erhöhte Gefahr von Mangelzuständen

- Ernährung reich an raffinierten Kohlenhydraten, Fetten und Ölen sowie Fleischprodukten
- Exposition gegenüber Chemikalien
- Erhöhter oxidativer Stress
- Darmerkrankungen mit Folge von Diarrhoe und mangelnder Resorption (z.B. Morbus Crohn)

Folgen von Mangelzuständen

- Niedrige Harnsäureproduktion und Reduktion des Antioxidanzienschutzes

- Abbauprobleme bei potentiell toxischen schwefelhaltigen Aminosäuren (Cystein, Methionin, Homocystein), die CNS-Störungen hervorrufen können.
- Erhöhte Empfindlichkeit gegenüber Sulfiten in Umwelt (Luftverschmutzung) und Nahrungsmitteln (Salate, Trockenfrüchte, Wein)
- Haarausfall
- Müdigkeit
- Erhöhtes Krebsrisiko (besonders Speiseröhrenkrebs)
- Erhöhte Gefahr der Nierensteinbildung (Xanthinsteine)

Labordiagnostik zur Molybdänstatus-Bestimmung

Parameter	Werte
Molybdän im Serum	Normalbereich 6,0-8,3±2,1 nmol/l
Molybdän im Haar	Normalbereich 0,03-0,3 µg/g

Molybdänreiche Nahrungsmittel

Nahrungsmittel	Menge	µg
Sojamehl	100 g	180
Rotkohl	100 g	120
Weiße Bohnen	100 g	100
Kartoffeln	100 g	5-85
Naturreis	100 g	80

Empfohlene tägliche Molybdänzufuhr (µg)

	Prävention von Molybdänmangel		Therapeutischer Dosierungsbereich
	U.K. Safe intake level (1991)	*DACH (2001)*	*Werbach (1990)*
Männer	50-400	50-100	100-1000
Frauen	50-400	50-100	100-1000

Einnahmeempfehlung

Natriummolybdänat	Zu den Mahlzeiten; vorzugsweise wird die Tagesdosis in mehreren kleinen Dosen über den Tag verteilt eingenommen.

Toxizität

Molybdän scheint in Dosen <1 mg/Tag für gesunde Erwachsene nicht toxisch zu sein. In sehr hohen Dosen (10-20mal höher als in der normalen Ernährung) kann Molybdän die Produktion von Harnsäure erhöhen und die Möglichkeit einer Gichterkrankung fördern.

2.11 Selen

Funktionen

- Antioxidans (als Glutathionperoxidase)
- Immunmodulation: Regulierung der IgG-Produktion und des Tumornekrosefaktors, Stimulation der Leukozytenaktivität
- Aktivierung des Schilddrüsenhormons in peripheren Geweben

Erhöhte Gefahr von Mangelzuständen

- Gebiete mit geringem Selengehalt im Erdreich (z.B. Skandinavien, Mitteleuropa, Neuseeland sowie Teile Chinas)
- Erhöhter oxidativer Stress: intensives Körpertraining oder körperliche Arbeit, Rauchen, Kontakt mit Umweltchemikalien, chronische Krankheit (z.B. rheumatische Arthritis)
- Verdauungsstörungen mit schlechter Resorption: Bauchspeicheldrüsenentzündungen, zystische Fibrose und die entzündlichen Darmerkrankungen
- HIV-Infektion, AIDS

Folgen von Mangelzuständen

- Verminderte Resistenz gegen oxidative Schäden
- Erhöhtes Krebsrisiko
- Kardiomyopathie und Herzversagen (Keshan-Krankheit)
- Schwächung des Immunsystems und erhöhte Infektanfälligkeit
- Kindheit: Osteoarthritis (Kashin-Beck'sche Krankheit)
- Muskelschwäche

Labordiagnostik zur Selenstatus-Bestimmung

Parameter	Werte	Kommentar
Glutathionperoxidasespiegel	Aktivität < 30 E/g Hämoglobin zeigt Mangel an.	Ein sensitiver Statusindex

Parameter	Werte	Kommentar
Selenspiegel im Vollblut	Normalbereich 0,9-2,5 µmol/l	Nur brauchbar bei extremem Mangel oder Toxizität
Plasmaselen	Normalbereich 0,9-1,9 µmol/l	Ein Index für kurzfristige ernährungsbedingte Aufnahme
Selenspiegel im Haar	Normalbereich 0,1-6,0 µg/g	Index für Körperspeicher, kann jedoch durch selenhaltige Shampoos beeinflußt werden

Selenreiche Nahrungsmittel

Nahrungsmittel	Menge	µg
Hering, Thunfisch	100 g	120-140
Sardinen	100 g	80-100
Leber (Kalb)	100 g	50-70
Sojabohnen	100 g	50-70
Weizenvollkornbrot	100 g	30-60

Empfohlene tägliche Selenzufuhr (µg)

Prävention von Selenmangel			Therapeutischer Dosierungsbereich
	U.K. RNI (1991)	*DACH (2001)*	*Werbach (1990)*
Männer	75	30-70	200 300
Frauen*	60	30-70	200-300

* Schwangere und stillende Frauen ausgenommen.

Einnahmeempfehlung

Organische Formen von Selen (Selenomethionin, Selenocystein, selenreiche Hefe und Selenaspartat) sind vorzuziehen. Natriumselenit hat eine geringere biologische Verwertbarkeit.	Zu den Mahlzeiten; vorzugsweise wird die Tagesdosis in mehreren kleinen Dosen über den Tag verteilt eingenommen.

Toxizität

Einnahmen von bis zu 500 µg/Tag scheinen für gesunde Erwachsene nicht toxisch. Langzeitdosierungen von >900 µg/Tag werden mit Übelkeit, Erbrechen, Haarausfall, Störungen der Nagelstruktur, Müdigkeit und peripherer Neuropathie in Verbindung gebracht.

2.12 Zink

Funktionen

- Cofaktor in zahlreichen Enzymen: RNS-Polymerasen (Synthese neuer Proteine); Alkoholdehydrogenase; DNS-Synthese; Neurotransmittermetabolismus; Stoffwechsel zahlreicher Hormone (Wachstumshormon, Thyroxin, Insulin und Geschlechtshormone)
- Zellwachstum und -differenzierung
- Produktion und Regulation der zellulären und humeralen Immunreaktion
- Zytoprotektiv gegen organische Toxine, Schwermetalle, Strahlung und Endotoxine aus pathogenen Bakterien
- Antioxidans (als Bestandteil der Kupfer-/Zink-Superoxiddismutase)

Erhöhte Gefahr von Mangelzuständen

- Schnelles Wachstum: Kindheit und Adoleszenz, Schwangerschaft und Stillzeit
- Vegetarische und teilvegetarische Ernährung
- Chronisches Fasten zur Gewichtreduktion
- Verdauungsstörungen: Pankreasinsuffizienz, entzündliche Darmerkrankungen, Diarrhoe
- Akrodermatitis enteropathica
- Erhöhte Kalziumzufuhr durch Supplemente
- Starker Alkoholkonsum
- Leber- und Nierenleiden, Diabetes
- Chronische Infektion oder entzündliche Erkrankungen (wie rheumatische Arthritis)

Folgen von Mangelzuständen

- Dermatitis, Akne, verzögerte Wundheilung, Haarausfall
- Verminderte Geruchs- und Geschmacksempfindung (häufig begleitet von Anorexie)
- Wachstumsstörungen und -verzögerungen, verspätete sexuelle Entwicklung, späte Pubertät
- Depression, Reizbarkeit, Konzentrationsstörungen, Lernschwächen
- Verminderte Resistenz gegen Umweltgifte und Strahlung
- Erhöhte Lipidoxidation

- Verminderte Spermienbildung, Ovulationsstörungen, verminderte Fertilität bei Männern und Frauen
- Geschwächte Immunreaktion mit Infektionsanfälligkeit

Labordiagnostik zur Zinkstatus-Bestimmung

Parameter	Werte	Kommentar
Plasmazinkspiegel	Normalbereich 13-20 µmol/l	Der Spiegel ist bei mäßigem bis schwerem Mangel abgesenkt. Infektion und/oder Stress können Zink ohne Auswirkungen auf die Körperspeicher aus dem Plasma in die Leber verschieben.
Zinkspiegel im Haar	Normalbereich 135-245 µg/g	
Zinktoleranztest	Eine 2-3fache Anhebung des Plasmazinkspiegels zeigt Mangel an.	Nach einer grundlegenden Plasmazink-Messung, wird eine orale Dosis von 50 mg elementarem Zink verabreicht; 120 Minuten später wird das Plasmazink erneut gemessen.

Zinkreiche Nahrungsmittel

Nahrungsmittel	Menge	mg
Kalbsleber	100 g	6-8
Austern	100 g	>7
Linsen	100 g	5
Gelbe Erbsen	100 g	4
Weizenvollkornbrot	100 g	2-4

Empfohlene tägliche Zinkzufuhr (mg)

Prävention von Zinkmangel			Therapeutischer Dosierungsbereich
	U.K. RNI (1991)	*DACH (2001)*	*Werbach (1990)*
Männer	9,5	10	20-100
Frauen*	7	7	20-100

* Schwangere und stillende Frauen ausgenommen.

Einnahmeempfehlung

Organisch gebundene Formen von Zink (Zinkgluconat, Orotat, Proteinhydrolysat und Chelate) besitzen im allgemeinen eine höhere biologische Verwertbarkeit als Zinksulfat.	Zinksupplemente sollten in der Regel zwischen den Mahlzeiten eingenommen werden. Falls gastrointestinale Nebenwirkungen auftreten, können diese durch die Einnahme zu den Mahlzeiten verringert werden.

Toxizität

Bei mäßiger Dosierung (<100 mg/Tag) ist Zink ein nicht toxischer Mikronährstoff. Bei einer Dosierung von >150 mg kann Zink zu Übelkeit und Erbrechen führen und die Aufnahme von Kupfer stören. Sehr hohe Dosen (>300 mg/Tag) können eine Beeinträchtigung der Immunfunktion zur Folge haben und die HDL-Cholesterinwerte im Blut senken.

3 Die Aminosäuren

3.1 Arginin

Funktionen

- Freisetzung von Hormonen, wie Wachstumshormon, Insulin und Norepinephrin aus der Nebenniere
- Produktion von Leukozyten
- Produktion von Stickoxid (Stickoxid reguliert die Leukozytenfunktion, Vasodilation und Neuronentransmission im Gehirn)
- Komponente des Harnstoffzyklus
- Synthese von Polyaminen (Spermin, Spermidin), die für Zellteilung und -wachstum von Bedeutung sind

Argininreiche Nahrungsmittel

Nahrungsmittel	Menge	mg
Erdnüsse	100 g	3460
Sojabohnen	100 g	2200
Haselnüsse	100 g	2030
Garnelen	100 g	1740
Lamm, Filet	100 g	1400

Empfohlene tägliche Argininzufuhr

Die Dosierungsempfehlung für die Argininsupplementation reichen von 1,5 bis 6 g/Tag. Da die Resorption einzelner hoher Dosen (>3 g) nicht sehr gut ist, sollte die Tagesdosis in kleineren Mengen über den Tag verteilt eingenommen werden. Resorption und Metabolismus von Lysin und Arginin behindern sich gegenseitig, die Wirkung von Argininsupplementen kann daher verbessert werden, wenn gleichzeitig eine lysinarme Diät eingehalten wird.

Einnahmeempfehlung

In Form eines L-Arginin-Salzes	In kleineren Dosen zwischen den Mahlzeiten

Toxizität

Dosen von 1-6 g Arginin pro Tag werden von gesunden Erwachsenen in der Regel gut vertragen. Hohe Dosen Arginin können zu Diarrhoe führen, was vermutlich an der schlechten Resorption des Arginin liegt.

3.2 Carnitin

Carnitin kann aus der Nahrung aufgenommen oder in den Zellen aus Methionin und Lysin gebildet werden. Für diesen Prozeß werden die Vitamine C, B6 und Niacin benötigt. In Zeiten eines erhöhten Bedarfs oder Verbrauchs kann die Synthese von Carnitin im Körper den Bedarf möglicherweise nicht mehr decken und die Zufuhr von Carnitin aus der Nahrung (oder aus Supplementen) wird unerläßlich.

Funktionen

- Oxidation von Fettsäuren zur Energiegewinnung
- Leberentgiftung und Ausscheidung von Chemikalien und Medikamenten

Erhöhte Gefahr von Mangelzuständen

- Fettreiche Ernährung
- Vermehrter physiologischer Stress: intensives Körpertraining, Krankheit und Infektion, Trauma
- Ungenügende Zufuhr von Bausteinen für die Carnitin-Biosynthese: Lysin und Methionin sowie die Vitamine C, B6 und Niacin
- Schwangerschaft und Stillzeit

Carnitinreiche Nahrungsmittel

Nahrungsmittel	Menge	mg
Schaffleisch	100 g	210
Rindfleisch, Filet	100 g	60
Schweinekotelett	100 g	30
Huhn, Brust	100 g	7,5
Vollmilch	1 dl	2

Die durchschnittliche Ernährung eines Erwachsenen mit Fleisch, Milch und Eiern liefert ungefähr 100-300 mg Carnitin pro Tag. Tierische Nahrungsmittel sind im Gegensatz zu pflanzlichen Nahrungsmitteln reich an Carnitin: die in Gemüse, Obst und Getreide enthaltenen Mengen sind sehr gering. Da Vegetarier fast kein Carnitin aus der Nahrung zu sich nehmen, gehen sie ein erhöhtes Risiko für Mangelzustände ein.

Empfohlene tägliche Carnitinzufuhr

Carnitinsupplemente werden gewöhnlich in oralen Dosen im Bereich von 1 zu 3,5 g/Tag verabreicht.

Einnahmeempfehlung

In Form eines L-Carnitin-Salzes. Es sollte nur reines L-Carnitin zur Supplementation verwendet werden; D-Carnitin kann die Wirkung des L-Carnitin im Körper behindern und Mangelsymptome hervorrufen.	In kleineren Dosen zwischen den Mahlzeiten

Toxizität

L-Carnitin hat in Dosen bis zu 4 g/Tag keine Nebenwirkungen, außer gelegentlichen und vorübergehenden Durchfällen. Es gibt Berichte, wonach DL-Carnitin (welches das potentiell toxische D-Isomer enthält) Muskelschwäche hervorrufen kann. Daher sollte nur L-Carnitin als Supplement verwendet werden.

3.3 Cystein und Glutathion

Cystein kann für sich allein als Antioxidans wirken oder auch in Verbindung mit Glutaminsäure und Glycin in der Leber Glutathion bilden. Wieviel Glutathion im Körper gebildet wird, hängt im wesentlichen von der Cysteinzufuhr aus der Nahrung ab. Ein Cysteinsupplement kann den Glutathionspiegel im Gewebe anheben.

Funktionen

Cystein

- Antioxidans
- Reduzierung der toxischen Wirkung von Medikamenten und Chemikalien
- Zellmembransynthese und -wiederherstellung
- Strukturkomponente des Bindegewebes

Glutathion

- Antioxidans: bereitet oxidiertes Vitamin E und Vitamin C wieder auf
- Produktion von Leukotrienen, welche die Funktion von Leukozyten und die Immunreaktion gegenüber Entzündungen steuern

Cysteinreiche Nahrungsmittel

Da der Cysteingehalt von Lebensmitteln schwer zu bestimmen und Methionin die Vorläufersubstanz von Cystein ist, wird der Gehalt dieser beiden schwefelhaltigen Aminosäuren gewöhnlich zusammen angegeben. Eine Übersicht der besten Quellen ist auf Seite 104 zu finden.

Empfohlene tägliche Cysteinzufuhr

Der tägliche Bedarf an Cystein und Methionin, um bei gesunden Erwachsenen den normalen, im Proteinstoffwechsel stattfindenden Cysteinverbrauch zu kompensieren, liegt bei 13 mg/kg Körpergewicht. Der therapeutische Dosierungsbereich für L-Cystein liegt bei 500-1500 mg/Tag. Besteht das primäre Therapieziel in einer Anhebung des Glutathionspiegels, sollte Cystein zusammen mit Glutamin und Selen eingenommen werden.

Einnahmeempfehlung

In Form eines L-Cystein-Salzes. Da die Resorption von Glutathionsupplementen unsicher ist, stellen Cysteinsupplemente die bevorzugte Methode dar, um den Glutathionspiegel im Körper zu heben. Die Supplementierung mit L-Cystin (das durch das Zusammenfügen zweier Cysteinmoleküle gebildet wird) sollte vermieden werden, da es nicht über die antioxidative Wirkung von Cystein verfügt und das Nierensteinrisiko erhöhen kann.	In kleineren Dosen zwischen den Mahlzeiten

Toxizität

Hohe Dosen Cystein können zu Cystin umgewandelt werden, und ein hoher Cystinspiegel im Urin kann die Gefahr der Nieren- oder Blasensteinbildung erhöhen. Eine reichliche Vitamin-C-Zufuhr (2-3mal soviel Vitamin C wie Cystein) kann die Umwandlung von Cystein in Cystin verhindern helfen und damit auch die Nebenwirkungen reduzieren. Hohe Cysteindosen können die Wirkung von Insulin stören und so die Kontrolle des Blutzuckers bei Diabetes verschlechtern; Diabetiker sollten ihren Arzt konsultieren, bevor sie hohe Mengen Cystein einnehmen. Eine Toxizität von Glutathionsupplementen ist nicht bekannt.

3.4 Glutamin

Funktionen

- Vorläufersubstanz der Gamma-Aminobuttersäure (GABS), einem inhibitorischen Neurotransmitter
- Energiequelle für die Zellen der Darmwände und Leukozyten
- Umwandlung in Glukose zur Stabilisierung des Blutzuckerspiegels
- In Verbindung mit Cystein: Vorläufersubstanz der Glutathionsynthese

Glutaminreiche Nahrungsmittel

Nahrungsmittel	Menge	mg
Schinken	100 g	2660
Käse, Cheddar	30 g	1600

Nahrungsmittel	Menge	mg
Putenbrust	100 g	1330
Huhn, Brust	100 g	990
Milch	1 großes Glas	820

Empfohlene tägliche Glutaminzufuhr

Orale Glutaminsupplemente werden gewöhnlich in Dosen von 2-12 g/Tag verabreicht.

Einnahmeempfehlung

In Form eines L-Glutamin-Salzes	In kleineren Dosen zwischen den Mahlzeiten

Toxizität

Sehr hohe Dosen Glutamin können den Glutamatspiegel im Gehirn erhöhen, was in manchen Fällen Manie und Epilepsie verschlimmern kann. Menschen mit solchen Problemen sollten daher hohe Dosen an Glutamin vermeiden.

3.5 Lysin

Funktionen

- Unterstützt das Immunsystem und besitzt antivirale Wirkung.
- Vorläuferprodukt der Carnitinsynthese

Lysinreiche Nahrungsmittel

Nahrungsmittel	Menge	mg
Thunfisch	100 g	2210

Nahrungsmittel	Menge	mg
Schweinefleisch, Filet	100 g	2120
Garnele	100 g	2020
Rindfleisch, Filet	100 g	2020
Sojabohnen	100 g	1900

Empfohlene tägliche Lysinzufuhr

Der tägliche Bedarf bei gesunden Erwachsenen, um den normalen Lysinverbrauch zu kompensieren, liegt bei 14 mg/kg Körpergewicht. Im Vergleich dazu haben Kinder einen 3mal höheren Bedarf an Lysin pro kg Körpergewicht; die Empfehlung für 10-12jährige Kinder lautet 44 mg/kg Körpergewicht. Die üblichen Dosen an Lysinsupplementen liegen im Bereich von 0,5-4 g/Tag. Lysin und Arginin teilen sich das Transportsystem zur Resorption im Darmtrakt und zur Aufnahme in die Gehirn- und Körperzellen. Da sich die beiden Stoffe gegenseitig behindern, kann eine lysinreiche und argininarme Ernährung die Wirkung der Lysinsupplemente verstärken.

Einnahmeempfehlung

In Form eines L-Lysin-Salzes	In kleineren Dosen zwischen den Mahlzeiten

Toxizität

Bei einer Dosierung im Bereich von 1-4 g/Tag Lysin gibt es keine Berichte über toxische Reaktionen bei gesunden Erwachsenen.

3.6 Methionin

Funktionen

- Die aktive Form von Methionin, das S-Adenosyl-Methionin (SAM), spielt eine zentrale Rolle in der Synthese von Carnitin, Cholin, Epinephrin, Melatonin und Nukleinsäuren. Sie ist besonders aktiv im Gehirn. Ein niedriger SAM-Spiegel im Gehirn kann Lethargie und Depression und in schweren Fällen psychiatrische Störungen hervorrufen.
- In der Nahrung Vorläuferstoff von Cystein und Taurin

Methionin- und Cystein*-reiche Nahrungsmittel

Nahrungsmittel	Menge	mg
Lachs	100g	700
Garnele	100 g	670
Putenbrust	100 g	630
Sojabohnen	100 g	580
Rindfleisch, Filet	100 g	570

* Der Gehalt an den schwefelhaltigen Aminosäuren Methionin und Cystein in der Nahrung wird gewöhnlich zusammen gemessen.

Empfohlene tägliche Methionin- und Cysteinzufuhr

Der tägliche Bedarf an Methionin und Cystein zur Deckung des normalen Verbrauchs liegt bei 13 mg/kg Körpergewicht. Supplemente haben normalerweise einen Methionin Gehalt von 0,5-5 g und sollten zusammen mit Vitamin B6 eingenommen werden.

Einnahmeempfehlung

In Form eines L-Methionin-Salzes	In kleineren Dosen zwischen den Mahlzeiten

Toxizität

Hohe Dosen Methionin können zu Homocystein, einem toxischen Stoffwechselprodukt, metabolisiert werden. Die Produktion von Homocystein kann jedoch auf ein Minimum reduziert werden, wenn Methionin zusammen mit Vitamin B6 eingenommen wird. Hohe Dosen Methionin erhöhen die Kalziumausscheidung mit dem Urin. Sie sollten bei Frauen mit Osteoporose oder einem erhöhten Osteoporose-Risiko vermieden werden. Schizophrenie-Patienten können auf sehr hohe Methionindosen mit verstärkten Halluzinationen reagieren.

3.7 Phenylalanin und Tyrosin

Die essentielle Aminosäure Phenylalanin (PA) kann in der Leber zu Tyrosin umgeformt werden. Unter starkem Stress jedoch – Infektion, Trauma, chronische Erkrankung oder Lebererkrankungen – ist dieser Prozeß gestört, und Tyrosin wird zu einer essentiellen Aminosäure.

Funktionen

- Vorläuferstoff in der Synthese der Neurotransmitter Dopamin, Norepinephrin und Epinephrin
- Verlangsamt den Abbau von Enkephalinen im Gehirn (schmerzlindernde, opiumähnliche Verbindungen).
- Vorläuferstoff in der Thyroxinproduktion

Phenylalaninreiche Nahrungsmittel

Nahrungsmittel	Menge	mg
Sojabohnen	100 g	1970
Erdnüsse	100 g	1540
Mandeln	100 g	1140
Thunfisch	100 g	1050
Rindfleisch, Filet	100 g	930

Empfohlene tägliche Phenylalanin- und Tyrosinzufuhr

Bei gesunden Erwachsenen liegt der tägliche Bedarf an Phenylalanin und Tyrosin, um den Verbrauch aus dem normalen Proteinstoffwechsel zu decken, bei 14 mg/kg Körpergewicht. PA-Supplemente werden gewöhnlich in täglichen Dosen im Bereich von 200 mg bis zu 8 g verabreicht. Tyrosinsupplemente sind in Mengen von 200 mg bis zu 6 g dosiert. PA und Tyrosin sollten im allgemeinen nicht gleichzeitig gegeben werden, da das Risiko von Nebenwirkungen erhöht werden könnte. Die Umwandlung dieser Aminosäuren in Neurotransmitter im Gehirn kann durch die gleichzeitige Zufuhr von Vitamin B6 unterstützt werden.

Einnahmeempfehlung

In Form eines L-Tyrosin- oder L-Phenylalanin-Salzes. Aminosäurensupplemente sollten fast immer in der L-Form (dem natürlich vorkommenden Isomer) verabreicht werden, da jedoch die D-Form von PA eine einzigartige schmerzlindernde Wirkung hat, sollten PA-Supplemente zum Zwecke der Schmerzlinderung in Form von D,L-Phenylalanin verabreicht werden. Zur Behandlung anderer Situationen ist die L-PA-Form effektiv und daher vorzuziehen.	In kleineren Dosen zwischen den Mahlzeiten

Toxizität

Phenylalanin- und Tyrosinsupplemente können in seltenen Fällen Kopfschmerzen, Angstzustände oder Bluthochdruck verursachen. Sie sollten nicht an schwangere und stillende Frauen oder Patienten mit Phenylketonurie verabreicht werden. Große Mengen von PA und Tyrosin im Blut von Patienten mit schwerem Leberleiden können zu mentalen Störungen (Encephalopathie) und Koma führen. PA- und Tyrosinsupplemente sollten auch von Patienten vermieden werden, die bestimmte Antidepressiva (MAO-Hemmer) einnehmen, da PA und Tyrosin in Verbindung mit diesen Medikamenten zu Bluthochdruck führen können. Sie sollten auch nicht bei Schizophrenen eingesetzt werden, besonders bei Patienten mit hohem Dopaminspiegel, da sie den Dopaminspiegel im Gehirn ansteigen lassen und den Zustand verschlechtern können.

3.8 Taurin

Funktionen

- Wachstum und Entwicklung von Gehirn und Augen
- Komponente einer Reihe von kleinen Proteinen und Neurotransmittern, die für die Nervenfunktion von Bedeutung sind
- Stabilisiert leicht reizbare Zellmembranen im Herzen, Nerven und Blutblättchen.
- Antioxidans
- Bindet und entgiftet Chemikalien, Medikamente und andere xenobiotische Stoffe in der Leber.
- Wesentlich für eine adäquate Gallensäurefunktion und Fettresorption

Taurinreiche Nahrungsmittel

Nahrungsmittel	Menge	mg
Muscheln, frisch	100 g	240
Thunfisch	100 g	70
Austern	100 g	70
Schweinefleisch, Filet	100 g	50
Lammfleisch, Filet	100 g	47

Da Taurin in pflanzlichen Lebensmitteln quasi nicht vorkommt, nehmen Vegetarier sehr geringe Mengen an Taurin auf.

Empfohlene tägliche Taurinzufuhr

Die normale endogene Taurinsynthese wird auf etwa 50-125 mg/Tag geschätzt. Taurinsupplemente werden gewöhnlich in einer Dosierung von 0,5-4,0 g/Tag verabreicht.

Einnahmeempfehlung

In Form eines Taurin-Salzes	In kleineren Dosen zwischen den Mahlzeiten

Toxizität

Taurinsupplemente können gelegentlich Magenverstimmungen und bei Kindern Schläfrigkeit provozieren. Sonst gibt es keine Berichte über toxische Wirkungen.

3.9 Tryptophan

Funktionen

- Vorläuferstoff von Serotonin (Neurotransmitter, der eine leichte Schläfrigkeit verursachen, die Stimmung aufhellen und den Appetit zügeln kann)
- Niacin (Vitamin B3) kann aus Tryptophan umgeformt werden, wenn die Nahrung wenig präformiertes Niacin enthält

Tryptophanreiche Nahrungsmittel

Nahrungsmittel	Menge	mg
Cashew-Nüsse	100 g	450
Kalbfleisch, Filet	100g	350
Sonnenblumenkerne	100 g	310
Thunfisch	100 g	300
Huhn, Brust	100 g	270

Empfohlene tägliche Tryptophanzufuhr

Bei gesunden Erwachsenen liegt die zur Deckung des normalen Verbauchs erforderliche Menge bei 3,5 mg/kg Körpergewicht. Tryptophan ist von allen essentiellen Aminosäuren in Lebensmitteln am schwächsten vertreten. Da die Ernährung somit im Verhältnis weniger Tryptophan enthält als andere Aminosäuren, erhöht bereits ein Zusatz von 500 mg die Zufuhr ganz erheblich. Tryptophansupplemente werden gewöhnlich in einer Dosierung von 500 mg bis 3 g verbareicht. Die Fähigkeit von Tryptophan, den Serotoninspiegel im Gehirn anzuheben, wird durch gleichzeitige Einnahme von kleinen

Kohlenhydratmengen gefördert werden (Insulin, das durch Kohlenhydrate freigesetzt wird, befördert Valin, Leucin und Isoleucin aus dem Blut in die Muskeln, wodurch die Konkurrenz bei der Aufnahme von Tryptophan im Gehirn reduziert wird). Für die Produktion von Serotonin (oder Niacin) aus Tryptophan ist eine ausreichende Menge an Vitamin B6 und Riboflavin (Vitamin B2) vonnöten.

Einnahmeempfehlung

In Form eines L-Tryptophan-Salzes	In kleineren Dosen zwischen den Mahlzeiten

Toxizität

Der Gebrauch gewisser Tryptophansupplemente in den 80er Jahren wurde mit dem Eosinophilie-Myalgi-Syndrom (EMS) in Verbindung gebracht. Dieses Syndrom ist durch ungewöhnliche Anhäufung von Eosinophilen im Bindegewebe, Muskel- und Gelenkschmerzen sowie umfangreiche Kollagen-Ablagerungen in der Haut gekennzeichnet. In schweren Fällen führte EMS zu einer Störung der Hirnfunktion, Invalidität und Tod. Die als EMS-Auslöser in Frage kommenden Tryptophanpräparate stammten sämtlich von einem einzigen Produzenten. Es scheint, daß im Herstellungsprozeß des Rohstoffes veränderte Verbindungen entstanden sind, darunter auch abnormale Formen veränderten Tryptophans, die für die Entstehung des Syndroms verantwortlich gewesen sein könnten. Es ist sehr unwahrscheinlich, daß reines Tryptophan EMS hervorrufen kann, dennoch sind Tryptophansupplemente noch heute in vielen Ländern nicht zu bekommen.

3.10 Verzweigtkettige Aminosäuren (BCAA): Leucin, Isoleucin und Valin

Funktionen

- Energiequelle für Muskeln
- Mindern den Proteinabbau und fördern die Proteineinlagerung und -synthese in Zeiten vermehrten physiologischen Stresses

BCAA-reiche Nahrungsmittel

Nahrungsmittel	Menge	Valin (mg)	Leucin (mg)	Isoleucin (mg)
Erdnüsse	100 g	1450	2030	1230
Thunfisch	100 g	1420	2170	1210
Lachs	100 g	1390	1770	1160
Rindfleisch, Filet	100 g	1150	1700	1090
Kalbfleisch, Filet	100 g	1120	1660	1110

Empfohlene tägliche BCAA-Zufuhr

Der tägliche Bedarf bei gesunden Erwachsenen, um den normalen BCAA-Verbrauch zu kompensieren, liegt bei:

Valin	10 mg/kg Körpergewicht
Isoleucin	10 mg/kg Körpergewicht
Leucin	14 mg/kg Körpergewicht

Zu Zeiten erhöhten physischen Stresses steigt der BCAA-Bedarf merklich an (bis zu 5-10 g/Tag). BCAA-Supplemente werden gewöhnlich in Dosen von 1-10 g/Tag verabreicht und am besten auf nüchternen Magen absorbiert. Intravenöse Dosen reichen von 0,5-1,5 mg/kg/Tag.

Einnahmeempfehlung

In Form eines L-Valin-, L-Leucin- oder L-Isoleucin-Salzes	In kleineren Dosen zwischen den Mahlzeiten

Toxizität

Hohe Dosen von BCAAs können den Transport von Tryptophan, dem Vorläufer des Serotonin, ins Gehirn behindern. Menschen, deren Zustand sich durch einen gesenkten Serotoninspiegel verschlechtern könnte (Schlaflosigkeit, Depression, Migräne), sollten bei hohen Dosen von BCAAs Vorsicht walten lassen.

4 Die Fette

4.1 Essentielle Fettsäuren: Omega-3- und Omega-6-Fettsäuren

Die beiden essentiellen, mehrfach ungesättigten Fettsäuren (PUFAs) heißen Linolsäure und Linolensäure. Linolsäure gehört zur Familie der Omega-6-Fettsäuren, Linolensäure ist Teil der Omega-3-Fettsäurengruppe.

Funktionen

- *Bestandteil der Zellwände*
  Aufnahme verbessert die Membrangeschmeidigkeit, Zellreaktion und -funktion.
- *Bildung von Eicosanoiden*
  Linolsäure aus der Ernährung kann in in den Zellen zu Gamma-Linolensäure (GLS) umgeformt werden; GLS wiederum kann weiter umgewandelt werden in die n-6-Gruppe der Eicosanoide, wozu auch das überaus wichtige, entzündungshemmende Prostaglandin PGE1 gehört. Linolensäure kann durch Zellaktivitäten entsättigt und verlängert werden und bildet dann die Omega-3-Fettsäuren, Eicosansäure (EPS) und Docosansäure (DHS). Diese Fette werden wiederum in Eicosanoide umgewandelt, die entzündungshemmend wirken, die Blutgefäße erweitern und die Blutplättchen-Verklumpung reduzieren.

Erhöhte Gefahr von Mangelzuständen

- Ernährung reich an Fleisch- und Milchprodukten und arm an Pflanzenölen, Fisch und Meeresfrüchten

- Zink-, Magnesium- und Vitamin-B6-Mangel beeinträchtigen die Zellproduktion von GLS, EPS und DHS
- Alter
- Fettmalabsorption: Leber oder Gallenleiden, Morbus Crohn, chronische Pankreatitis, Cystische Fibrose
- Starker physiologischer Stress infolge von Verletzung, chronischer Krankheit oder Operation
- Rasches Wachstum: Schwangerschaft, Kindheit und Adoleszenz

Folgen von Mangelzuständen

- Trockene, schuppige Haut, Haarausfall und schlechte Wundheilung
- Gestörte Sehkraft
- Kindheit: vermindertes Wachstum und Störungen in der Entwicklung von Gehirn und Auge
- Infertilität
- Reduzierte Leber- und Nierenfunktion, Hämaturie
- Erhöhte Fragilität der Erythrozyten
- Verminderte Immunfunktion; erhöhte Infektanfälligkeit
- Gefahr von Bluthochdruck
- Gefahr von Arteriosklerose und Venenthrombose
- Gefahr von entzündlichen Erkrankungen, wie etwa rheumatische Arthritis

Labordiagnostik zur Fettsäurestatus-Bestimmung

Parameter	Werte	Kommentar
PUFAs der n-6-Reihe		
Verhältnis Triene (n-9): Tetraene (n-6) im Blut	Verhältnis >0,1 zeigt Mangel an.	Ein sensitiver Indikator für Mangel
PUFAs der n-3-Reihe		
Messung von n-3-Fettsäuren in Erythrozytenmembranen	Niedriger Status (Referenzen variieren von Labor zu Labor) zeigt Mangel an.	Ein sensitiver Indikator für Mangel

Vorkommen in der Nahrung

Linolsäure

- Pflanzenöle (Mais, Distel, Soja, Sesam, Sonnenblume)

Gamma-Linolensäure (GLS)

- Nachtkerzenöl (enthält etwa 10% GLS und 70% Linolsäure)
- Borretschöl
- Öl aus schwarzen Johannisbeeren

Linolensäure

- Sojabohnen
- Walnüsse
- Weizenkeime
- Leinsamen
  und ihre Öle

EPS und DHS

- Fisch und Krustentiere
- Wild
- Fischölkapseln enthalten im allgemeinen etwa 30% EPS und DHS.

Hauptquellen für die Omega-3-Fettsäuren (mg/100 g Fisch)

	EPS	DHS
Hering	2700	450
Thunfisch	1070	2280
Lachs	700	2140
Makrele	690	1300
Heilbutt	190	500
Bachforelle	150	335
Hummer	280	130
Garnele	215	150

Empfohlene tägliche EFS-Zufuhr

Prävention von EFS-Mangel			Therapeutischer Dosierungsbereich
	U.K. (1991)	*DACH (2001)*	*Diverse Autoren*
Omega-3-Fettsäuren	0,2% der Gesamtkalorienzahl	0,5% der Gesamtkalorienzahl	1-10 g EPS und DHS* (3-30 g Fischöl)

	Prävention von EFS-Mangel		Therapeutischer Dosierungsbereich
	U.K. (1991)	*DACH (2001)*	*Diverse Autoren*
Omega-6-Fettsäuren	1% der Gesamtkalorienzahl	2,5% der Gesamtkalorienzahl	100-600 mg GLS (1-6 g Nachtkerzenöl)

* Empfohlene Zufuhr von EPS und DHS variiert je nach Indikation:

1. Als täglich einzunehmendes Supplement für gesunde Erwachsene, die selten Fisch essen, zur Erhaltung einer ausgewogenen Fettaufnahme, werden gewöhnlich Fischölsupplemente in einem Dosierungsbereich von 0,5-1,0 g/Tag verabreicht.
2. Patienten mit chronischen Erkrankungen, die durch eine gesteigerte Omega-3-Fettsäurenzufuhr positiv zu beeinflussen sind (s.u.), werden Supplemente in Mengen von 2-4 g/Tag empfohlen.
3. Eine hochdosierte, akute Therapie bei ernsthaften Erkrankungen, in der Rekonvaleszenz nach Trauma oder OP wird mitttels 3-30 g/Tag durchgeführt.

Einnahmeempfehlungen

Omega-3-Fettsäuren	In Form von Fischölkapseln mit Vitamin E als Antioxidans.	Zwischen oder zu den Mahlzeiten; vorzugsweise wird die Tagesdosis in mehreren kleinen Dosen über den Tag verteilt eingenommen.
Omega-6-Fettsäuren	Obwohl Borretschöl eine höhere Konzentration an Gamma-Linolensäure aufweist, ist Nachtkerzenöl (Evening Primerose, EPO) im allgemeinen vorzuziehen, da es das bessere Fettsäurenspektrum aufweist. EPO-Kapseln sollten Vitamin E als Antioxidans enthalten.	Zwischen oder zu den Mahlzeiten; vorzugsweise wird die Tagesdosis in mehreren kleinen Dosen über den Tag verteilt eingenommen.

Toxizität

Hohe Dosen von EFS können ohne zusätzliche Vitamin-E-Zufuhr die Vitamin-E-Speicher im Körper leeren. Bei einigen Diabetikern kann eine hochdosierte Zufuhr von

Omega-3-Fettsäuren die Wirkung des Insulins reduzieren und den Blutzuckerspiegel erhöhen. Bei Menschen, die an seltenen vererbten Blutungsstörungen leiden oder Patienten, die Antikoagulanzien einnehmen, können hochdosierte Supplemente mit Omega-3-Fettsäuren die Gefahr abnormaler Blutungen erhöhen. GLS sollte bei Epileptikern oder manischen Patienten mit Vorsicht eingesetzt werden. In seltenen Fällen kann eine hochdosierte Supplementation diese Störungen verschlimmern.

4.2 Cholin und Lezithin

Die Bezeichnung Lezithin wird in zweifacher Bedeutung gebraucht: in der Chemie als Alternativbezeichnung für Phosphatidylcholin, das etwa 13% Cholin enthält. In der Ernährung wird Lezithin im allgemeinen als Bezeichnung für eine Substanz gebraucht, die typischerweise aus Sojabohnen gewonnen wird und eine Mischung aus Phosphatidylcholin (meist etwa 25%), Myo-Inositol und anderen Phospholipiden enthält.

Funktionen

- Aufbau der Zellwände und Produktion von Myelin
- Synthese von Acetylcholin im peripheren und zentralen Nervensystem
- Leberstoffwechsel von Triglyceriden und Fetten

Erhöhte Gefahr von Mangelzuständen

- Hoher Alkoholkonsum
- Niedrige Folsäureaufnahme oder schlechter Folsäurestatus: darunter chronische Einnahme

von Antibiotika, Aspirin, oralen Kontrazeptiva; chronische Erkrankungen (Lebererkrankungen, Alkoholismus, Anämie), Vitamin-B12-Mangel.
- Fettmalabsorption
- HIV-Infektion, AIDS

Folgen von Mangelzuständen

- Fetteinlagerung in der Leber führt zu Leberschaden
- Gestörte Nierenfunktion
- Infertilität
- Verminderte Hämatopoese
- Bluthochdruck
- Gestörtes Wachstum
- Lern-und Gedächtnisstörungen
- Gestörter Carnitinmetabolismus
- Erhöhtes Leberkrebsrisiko

Cholinreiche Nahrungsmittel

Nahrungsmittel	Menge	mg
Kalbsleber	100 g	520
Hühnerei	1 mittleres	270
Erdnüsse	100 g	95
Rindfleisch, Filet	100 g	66
Blumenkohl	100 g	42

Empfohlene tägliche Cholinzufuhr

Bei gesunden Erwachsenen liegt der tägliche Bedarf an Cholin bei 425-550 mg/Tag. Cholinsupplemente werden gewöhnlich in einer Dosierung von 0,5-1,5 g/Tag, Lezithinsupplemente im Bereich von 2-10 g/Tag verabreicht.

Einnahmeempfehlung

Lezithin (ist eine besonders reiche Cholinquelle und enthält 20-25% Phosphatidylcholin)	Zu den Mahlzeiten

Toxizität

Sehr hohe Cholin-Dosen (>20 g/Tag über mehrere Wochen) können Übelkeit, Erbrechen, Schwindel und eine nach Fisch riechende Körperausdünstung verursachen. Bei niedrigeren Dosierungen (1-10 g) wurden keine toxischen Reaktionen beobachtet. Vereinzelt kann hochdosiertes Cholin Depressionen aulösen.

5 Die Antioxidanzien

5.1 Antioxidanzien und Freie Radikale

Quellen für Freie Radikale

- Atmungskette in den Mitochondrien
- Immunsystem
- Luftverschmutzung
- Zigarettenrauch
- Strahlung
- Exzessives Sonnenbaden
- Industrielle Chemikalien und Lösungsmittel
- Medikamente und Drogen
- Herbizid- und Pestizidrückstände in Nahrungsmitteln
- Lebensmittelzusätze: Konservierungs- und Farbstoffe

Krankheiten, die mit Schädigungen durch Freie Radikale in Verbindung gebracht werden

- Krebs
- Herz-Kreislauf-Erkrankungen
- Adverse Nebenwirkungen bei Medikamenten
- Leberschäden durch Alkoholkonsum
- Katarakt und Maculadegeneration
- Allergie und Überempfindlichkeit
- Arthrosis deformans und rheumatische Arthritis

- Entzündliche Darmerkrankungen (Colitis ulcerosa, Morbus Crohn)
- Neurologische Degenerationen (Multiple Sklerose, Parkinsonsche Krankheit)
- Ischämie/Reperfusion nach Herzinfarkt oder Schlaganfall
- Katabolische Reaktionen auf Traumata, Operationen oder chronische Infektionen
- Komplikationen bei Diabetes mellitus
- Muskelverletzungen nach intensivem Körpertraining

Antioxidanzien

- Vitamin E
- Vitamin C
- Beta-Carotin
- Glutathion
- Coenzym Q10
- Cystein
- Vitamin A

Antioxidative Enzyme und ihre Vitamin- und Spurenelemente-Komponenten

- Glutathionperoxidasen: Selen
- Katalasen: Eisen
- Superoxiddismutase: Zink, Kupfer und Mangan
- Glutathionreductase: Riboflavin

Labordiagnostik zur Antioxidanzienstatus-Bestimmung

Parameter	Werte
Plasmaascorbat	Werte <23 µmol/l weisen auf Mangel hin.
Plasma-Beta-Carotin	Normalbereich 0,3-0,6 µmol/l
Carotinoide im Serum	Werte unter 50 µmol/l weisen auf Mangel hin.
Vitamin E im Plasma	Werte <11,6 µmol/l weisen auf Mangel hin.
Plasmaselen	Normalbereich 0,9-1,9 µmol/l
Glutathionperoxidase im Blut	Aktivität <30 E/g Hämoglobin weist auf Mangel hin.
Superoxiddismutase in Erythrozyten	Normalbereich 0,47±0,067 mg/g
Plasma-Coenzym Q10	Normalbereich 0,4-1,0 µmol/l

Zufuhrempfehlungen

L-Cystein	0,5-1 g
Vitamin C	250-500 mg
Vitamin E	100-200 mg
Coenzym Q10	30-100 mg
Zink	15 mg
Beta-Carotin	10-15 mg
Mangan	5-7,5 mg
Selen	50-100 µg

5.2 Coenzym Q10

Coenzym Q10 kann in geringen Mengen über die Nahrung aufgenommen oder in den Zellen synthetisiert werden. In Zeiten erhöhten Bedarfs oder Verbrauchs wird die endogene Synthese möglicherweise nicht mehr ausreichen, um den Bedarf zu decken. Dann kommt der Zufuhr von Coenzym Q10 durch die Ernährung wesentliche Bedeutung zu.

Funktionen

- Energieproduktion in den Mitochondrien
- Antioxidans

Labordiagnostik zur Coenzym-Q10-Status-Bestimmung

Parameter	Werte
Plasma-Coenzym Q10	Normalbereich 0,4-1,0 µmol/l

Vorkommen in Nahrungsmitteln

Coenzym Q10 kommt in Nahrungsmittel zwar häufig, aber nur in geringen Mengen vor. Sojabohnen, Walnüsse und Mandeln (sowie deren Öle), Fleisch, bestimmte Fischsorten (besonders reich in Makrelen und Sardinen), Nüsse, Weizenkeime und einige Gemüsesorten (z.B. grüne Bohnen, Spinat, Kohl und Knoblauch) sind als Hauptquellen zu nennen. Sardinen haben einen besonders hohen Gehalt an Coenzym Q10, allerdings müßte man 1,6 kg verzehren, um 100 mg Coenzym Q10 aufzunehmen. In Zeiten erhöhten Bedarfs ist daher die Verabreichung von Coenzym-Q10-Supplementen die wirksamste Methode, den Spiegel zu halten.

Zufuhrempfehlungen

Normalerweise wird Coenzym Q10 in Mengen von 30-120 mg/Tag supplementiert. Die Aufnahme von 60-100 mg/Tag bei Erwachsenen verdoppelt den Plasmaspiegel. Die endogene Synthese von Coenzym Q10 wird durch die Supplementierung nicht beeinträchtigt.

Einnahmeempfehlung

Coenzym Q10	Zu den Mahlzeiten

Toxizität

Selbst sehr hohe Dosen Coenzym Q10 (600 mg/Tag), über einen längeren Zeitraum hinweg eingenommen, zeigen keine signifikanten Nebenwirkungen. Manche Patienten verspüren nach Einnahme von Coenzym Q10 eine leichte Form von Übelkeit oder gastrointestinalen Beschwerden.

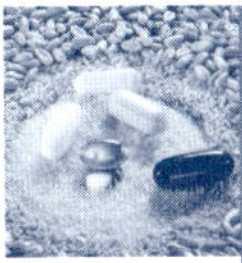

teil 2

Mikronährstoff-Supplementation in den verschiedenen Lebensabschnitten

6 Planung einer Schwangerschaft

Es ist von großer Bedeutung, daß Frauen, die eine Schwangerschaft planen, rechtzeitig, d.h. vor der Empfängnis, größere Reserven an Mikronährstoffen aufbauen. Dies ist mit einer Verbindung von ausgewogener Ernährung und qualitativ hochwertigen Multivitamin-/Mineralsupplementen gut zu bewerkstelligen. Die Gefahr eines Geburtsfehlers sinkt beträchtlich, wenn in den Monaten vor der Konzeption und den ersten Schwangerschaftsmonaten ein Multivitaminsupplement eingenommen wird, das 0,4-0,8 mg Folsäure enthält.
Eine solche Nahrungsergänzung ist besonders wichtig für Frauen, die zuvor orale Kontrazeptiva eingenommen haben. Anti-Baby-Pillen können den Metabolismus der Folsäure und der Vitamine C, B6 und B12 beeinträchtigen. Frauen mit Kinderwunsch sollten orale Kontrazeptiva mindestens 3-6 Monate vor der geplanten Empfängnis absetzen und durch eine andere Form der Empfängnisverhütung ersetzen. In dieser Zeit sollte ein ausgewogenes Multivitamin- und Mineralsupplement (mit reichlich B-Vitaminen und mindestens 0,4 mg Folsäure) sowie Vitamin C eingenommen werden, um die Körperspeicher dieser Vitamine aufzufüllen.

Vitamine	Empfohlene Tagesdosis
Vitamin C	100 mg
Niacin (B3)	20 mg
Vitamin E	15-20 mg
Pantothensäure	5-10 mg
Vitamin B6	2,5-5 mg

Vitamine	Empfohlene Tagesdosis
Riboflavin (B2)	1,6-2,2 mg
Thiamin (B1)	1,5-2 mg
Folsäure	0,8 mg
Vitamin A	800 µg
Biotin	75-150 µg
Vitamin K	75-150 µg
Vitamin D	10-15 µg
Vitamin B12	3-5 µg
Mineralien und Spurenelemente	**Empfohlene Tagesdosis**
Kalzium	600-800 mg
Magnesium	300-400 mg
Zink	15 mg
Eisen	10-20 mg
Mangan	2-5 mg
Kupfer	2 mg
Fluor	1-3 mg*
Jod	200 µg
Molybdän	100-250 µg
Chrom	100-200 µg
Selen	100-150 µg

* Entfällt, wenn Trinkwasser oder Salz vor Ort fluoridiert sind.

7 Schwangerschaft und Stillzeit

Die Nährstoffsupplementation kann eine gesunde, ausgewogene Ernährung nicht ersetzen. Während jedoch die Energiezufuhr während der Schwangerschaft und Stillzeit nur um 15-20% steigen sollte, kann sich der Bedarf an vielen Mikronährstoffen in dieser Zeit um 50-200% erhöhen. Mit einem Multivitamin-/Mineralsupplement ist dieser stark erhöhte Bedarf zu decken.

Empfohlene tägliche Zufuhr (kombinierte Aufnahme aus Nahrungsmitteln und Supplementen)

Vitamine	Empfohlene Tagesdosis
Vitamin C	100 mg
Niacin (Vitamin B3)	20 mg
Vitamin E	20 mg
Pantothensäure	5-10 mg
Vitamin B6	5 mg
Thiamin (Vitamin B1)	2 mg
Riboflavin (Vitamin B2)	2 mg
Folsäure	0,8 mg
Biotin	100-150 µg
Vitamin K	100 µg
Vitamin D	10-20 µg
Vitamin B12	3 µg
Vitamin A (vorzugsweise in Form von Beta-Carotin)	2500 IE

Mineralien	Empfohlene Tagesdosis
Kalzium	1,5-2 g
Magnesium	400-600 mg
Eisen	30 mg
Zink	20-30 mg
Mangan	2-4 mg
Kupfer	2-3 mg
Fluor	2 mg
Molybdän	200-250 µg
Chrom	200 µg
Jod	200 µg
Selen	100-150 µg
Makronährstoffe	**Empfohlene Tagesdosis**
Protein	70-90 g
Ballaststoffe	25-30 g
Essentielle Fettsäuren (Linol- und Linolensäure)	25-30 g
Omega-3-Fettsäuren (EPS und DHS)	4-6 g

8 Kindheit (Das erste Jahr)

Nährstoff	Tagesmenge
Omega-3-Fettsäuren	500 mg
Eisen	10 mg*
Vitamin E	5 mg
Vitamin D	5 µg**
Fluor	0,2 mg***

* Besonders wichtig in der Stillzeit, bevor eisenreiche Zusatznahrung einen größeren Teil der kindlichen Ernährung ausmacht.

** Besonders wichtig für gestillte Säuglinge in den Wintermonaten.

*** Nur so lange, bis das Kind beginnt, fluorhaltiges Wasser aufzunehmen.

9 Kinder und Jugendliche

Die Ernährung der meisten Kinder und Jugendlichen ist unregelmäßig und nicht immer leicht zu kontrollieren; häufig ist es ein Problem, ihnen gesunde Nahrungsmittel näher zu bringen. Schlechte Ernährung in Verbindung mit einem sehr hohen Nährstoffbedarf erhöht das Risiko eines Mikronährstoffmangels. Bei vielen Kindern wird die angemessene Mikronährstoffzufuhr erst durch ein ausgewogenes Vitamin-/Mineralsupplement gesichert.
Ein solches Präparat kann natürlich gesunde Ernährung und gute Ernährungsgewohnheiten nicht ersetzen. Die Ernährung sollte reich an Obst und Gemüse, Vollkornprodukten und Hülsenfrüchten sein. Milchprodukte, mageres Fleisch, Geflügel, Fisch und reichlich frisches Wasser sind ebenso wichtig. Stark verarbeitete Nahrungsmittel (Fertiggerichte) und raffinierte Produkte sollten vermieden werden: sie enthalten meist künstliche Zusätze, Farb- und Geschmacksstoffe sowie große Mengen Zucker, Salz und gehärtete Fette. Gesunde Zwischenmahlzeiten wie Milch, Joghurt, Obst, Nüsse und Vollkornbackwaren sollten den Tag über zur Verfügung stehen.

9.1 -3. Lebensjahr

Vitamin	Empfohlene Tagesdosis
Vitamin C	50 mg
Niacin	10 mg
Vitamin E	10 mg
Pantothensäure	5 mg

Vitamin	Empfohlene Tagesdosis
Vitamin B6	2 mg
Riboflavin	1 mg
Thiamin	1 mg
Folsäure	50 µg
Biotin	20 µg
Vitamin D	10 µg
Vitamin B12	1 µg
Vitamin A	2000 IE
Mineralien und Spurenelemente	**Empfohlene Tagesdosis**
Kalzium	500 mg
Magnesium	200 mg
Eisen	10 mg
Zink	10 mg
Mangan	2 mg
Fluor*	1 mg
Kupfer	1 mg
Chrom	50 µg
Jod	50 µg
Molybdän	50 µg
Selen	20 µg

* Nur bei nicht fluoridiertem Wasser oder Salz.

9.2 ≥4. Lebensjahr und Jugendliche

Vitamin	Empfohlene Tagesdosis
Niacin	100 mg
Vitamin C	50 mg
Vitamin E	25-50 mg
Vitamin B6	10-15 mg
Pantothensäure	5-10 mg
Riboflavin	2-5 mg
Thiamin	2-5 mg
Folsäure	0,4 mg
Biotin	50-100 µg
Vitamin D	10 µg
Vitamin B12	2-5 µg
Vitamin A	4000 IE
Mineralien und Spurenelemente	**Empfohlene Tagesdosis**
Kalzium	600 mg
Magnesium	300 mg
Eisen	10-20 mg
Zink	10-20 mg
Mangan	2-5 mg
Kupfer	2-3 mg
Fluor*	1-2 mg
Molybdän	150-250 µg
Jod	150 µg
Chrom	100-200 µg
Selen	100 µg

* Nur bei nicht fluoridiertem Wasser oder Salz.

10 Ältere Menschen

Eine Nahrungsergänzung mit Mikronährstoffen ist bei höheren Altersgruppen von besonderer Bedeutung, da ältere Menschen meist nicht nur weniger Nahrung, sondern aus der Nahrung auch weniger Mikronährstoffe aufnehmen. Darüber hinaus kann sich bei älteren Menschen schon ein geringer Mikronährstoffmangel schwächend auf das Immunsystem auswirken und Gedächtnis- und Konzentrationsleistungen beeinträchtigen. In Verbindung mit einer ausgewogenen Ernährung, normalem Körpergewicht und körperlicher Aktivität kann die Nahrungsergänzung mit Mikronährstoffen in späteren Lebensabschnitten ganz wesentlich zur Aufrechterhaltung der Lebensfunktionen beitragen.

Zum Ausgleich der reduzierten Nährstoffaufnahme im Alter

	Empfohlene Tagesdosis
Magnesium	500 mg
Vitamin B6	20-25 mg
Zink	10-20 mg
Kalzium	1,5-2 g
Folsäure	0,4-0,8 mg
Vitamin D	10-15 µg
Vitamin B12	5 µg (intramuskuläre Injektion bei schwerer Malabsorption)

Antioxidanzienschutz

	Empfohlene Tagesdosis
L-Cystein	1,5 g
Vitamin C	1 g
Vitamin E	400 mg
Coenzym Q10	100 mg
Zink	20 mg
Beta-Carotin	15 mg
Mangan	10 mg
Selen	200 µg

Unterstützung des Immunsystems

	Empfohlene Tagesdosis
Vitamin C	0,5-1 g
Vitamin E	200-400 mg
Vitamin B6	10-25 mg
Zink	10-15 mg
Selen	50-100 µg
und ein ausgewogenes Vitamin-/Mineralsupplement	

Erhaltung der Knochengesundheit

	Empfohlene Tagesdosis
Kalzium	1-2 g
Magnesium	400-600 mg
Vitamin D	10 µg
und ein ausgewogenes Vitamin-/Mineralsupplement	

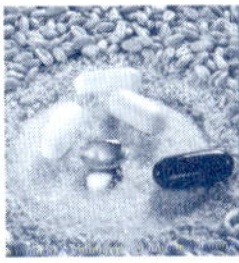

teil 3

Prävention und Therapie

AIDS (Acquired Immune Deficiency Syndrome)

Ernährung

Bei HIV-infizierten Menschen spielt der Ernährungsstatus eine entscheidende Rolle für den Krankheitsverlauf. Die Kombination von sorgfältig ausgewählter Ernährung, einer umsichtigen Mikronährstoffsupplementation, maßvoller sportlicher Betätigung und einem unterstützenden sozialen Umfeld kann die optimale Immunfunktion aufrechterhalten und – zusammen mit einer wirksamen medikamentösen Behandlung – den Ausbruch und das Fortschreiten von AIDS verlangsamen. (Vgl. Empfehlungen zum Stichwort Infektionen auf S. 195.) Der Ernährungsschwerpunkt sollte auf Vollkornprodukten sowie frischem Obst und Gemüse liegen. Es empfiehlt sich, die Aufnahme von raffinierten Kohlenhydraten, Zucker, gesättigten Fetten und Alkohol auf ein Minimum zu reduzieren und für einen regelmäßigen Verzehr von Nahrungsmitteln zu sorgen, die reich an den Vitaminen A, C, E, B6 und den Mineralien Zink und Selen sind.

Mikronährstoffe

Nährstoff	Empfohlene Tagesdosis	Kommentar
Arginin und Glutamin	2-3 g Arginin, 3-5 g Glutamin	Arginin regt die Leukozytenproduktion an, Glutamin unterstützt das Immunsystem und steigert die Leukozytenfunktion.
Vitamin C	500 mg-1 g	Kann dazu beitragen, das Wachstum des Virus zu hemmen und das Immunsystem stärken.

Nährstoff	Empfohlene Tagesdosis	Kommentar
Vitamin E	200-400 mg	Kann infektionsbedingten oxidativen Schaden reduzieren und dazu beitragen, die Immunreaktion auf das Virus aufrechtzuerhalten.
Vitamin B6	100-250 mg	Kann die Immunfunktion und die Widerstandskraft gegen Infektionen verbessern.
Zink	30-60 mg	Kann die Immunfunktion und die Widerstandskraft gegen Infektionen verbessern.
Vitamin A	3000-8000 RE in Form von Retinol oder Beta-Carotin	Erhält Haut und Verdauungstrakt gesund und kann die Gefahr von Atemwegsinfekten reduzieren.
Selen	200-300 µg	Selenmangel erhöht die Gefahr eines schnelleren Krankheitsverlaufes und die Schwere der Erkrankung.

12 Akne

Ernährung

- Übermäßiger Verzehr von gesättigten Fetten (fettes Fleisch, Vollmilch und Schokolade) und gehärteten Fetten (Margarine und industriell verarbeitete Nahrungsmittel) können die Akne verstärken, indem sie die Sebumproduktion anregen,
- desgleichen Nahrungsmittel, die reichlich raffinierte Kohlenhydrate (besonders Saccharose) und wenig Nahrungsfasern enthalten.
- Nahrungsmittel-Unverträglichkeiten (besonders Nüsse und Cola-Getränke) können bei entsprechenden Personen ebenfalls zur Entstehung einer Akne führen.
- Auch jodhaltige Präparate (z.B. Seetangprodukte und bestimmte Medikamente) können Akne hervorrufen.

Um Akne zu verhindern oder zu lindern, folgende Nahrungsmittel selten oder gar nicht essen

- Nahrungsmittel, reich an gesättigten Fetten:
  fettes Fleisch, Vollmilch, Käse, Butter, Schokolade
- Nahrungsmittel, reich an gehärteten Fetten:
  Margarine, industriell verarbeitete Backwaren (Gebäck, Kekse)
- Salzige, fettige Nahrungsmittel:
  Kartoffelchips, Pommes frites
- Nüsse:
  besonders gesalzene Mandeln und Erdnüsse
- Weißmehl und Zucker, Cola-Getränke

Um Akne zu verhindern oder zu lindern, folgende Nahrungsmittel häufiger essen

- Rohes Gemüse und Vollkornprodukte
- Frisches Obst und Fruchtsäfte
- Frischen Fisch und andere Meeresfrüchte

Mikronährstoffe

Nährstoff	Empfohlene Tagesdosis	Kommentar
Gamma-Linolensäure (GLS)	2-4 g Nachtkerzenöl (EPO)	Reduziert Entzündungen der Talgdrüsen; zusammen mit 100 mg Vitamin E einnehmen.
Vitamin E und Selen	200-400 mg Vitamin E, 200 μg Selen	Besonders wirksam in der Behandlung von Pusteln
Zink	50-80 mg	Reduziert Entzündungen und Schwere des Krankheitsbildes.
Vitamin A	2-10 mg	Kann die Stärke der Erkrankung und die Entzündung lindern. Hohe Dosen Vitamin A sollten nur unter ärztlicher Kontrolle eingenommen werden.

13 Alkoholmißbrauch

Ernährung

Den meisten Erwachsenen schadet gelegentlicher und mäßiger Alkoholkonsum (1-2 Gläser Bier oder Wein am Tag) nicht, er kann sogar durchaus gesundheitsfördernde Wirkung haben. Mäßiger Alkoholgenuß kann den HDL-Cholesterinspiegel im Blut erhöhen, das Risiko einer Bildung von Blutgerinnseln oder eines Herzinfarktes senken.

Regelmäßiger starker Alkoholgenuß (>3-4 Drinks pro Tag) stellt jedoch ein Gesundheitsrisiko dar (ein „Drink" entspricht etwa 3,5 dl Bier, 1,5 dl Wein oder 0,3 dl andere Spirituosen).

- Hoher Alkoholkonsum erhöht die Gefahr von Bluthochdruck, Schlaganfall, Lebererkrankungen, Immunschwäche und Krebs.
- Er ist Ursache von Entzündungen der Magen- und Darmschleimhäute und reduziert die Resorption von Vitaminen und Mineralien.
- Alkohol schädigt die Bauchspeicheldrüse, wodurch die Bildung von Verdauungsenzymen reduziert und die Nährstoffaufnahme aus Nahrungsmitteln weiter beeinträchtigt wird.
- Die Leber ist besonders empfindlich gegen Alkohol – mehr als drei Drinks am Tag führen zu Entzündung und zur Ansammlung von Fett in der Leber. Dies beeinträchtigt die Leberfunktion und mindert die Fähigkeit, Chemikalien und Medikamente zu entgiften. Da dic Leber bei der Steuerung des Blutzuckers eine entscheidende Rolle

spielt, kann ein alkoholbedingter Leberschaden Hypoglykämie hervorrufen, welche zu Erschöpfung, Reizbarkeit und Konzentrationsstörungen führt.

- Alkohol verstärkt den Verlust vieler Mineralien mit dem Urin, darunter Zink, Kalzium und Magnesium. Aufgrund dieser Auswirkungen, sollten starke Trinker eine sorgfältig ausgewählte Ernährung bestehend aus frischem Obst und Gemüse, Vollkornprodukten, magerem Fleisch und fettarmen Milchprodukten zu sich nehmen.

Während der Schwangerschaft, besonders in den ersten drei Monaten, kann hoher Alkoholkonsum zu Geburtsschäden und geistiger Retardation des Säuglings führen. Es ist nicht bekannt, wieviel Alkohol während der Schwangerschaft unschädlich ist, und viele Experten halten bereits einen Drink am Tag für schädlich. Schwangere sollten daher im Anfangsstadium ihrer Schwangerschaft auf jeden Alkoholgenuß verzichten und ihn in den späteren Schwangerschaftsmonaten auf wenige Ausnahmefälle beschränken.

Mikronährstoffe

Zur Prävention oder Behandlung alkoholbedingter Schäden

Nährstoff	Empfohlene Tagesdosis	Kommentar
Antioxidanzien-Präparat	Mit den Vitaminen A, C, E, Zink und Selen	Alkohol kann weitläufige Zellschäden und Fettperoxidation in der Leber verursachen. Supplemente können oxidativen Schäden entgegen wirken. Vitamin C kann die Alkohol-Entgiftung unterstützen.

Zur Prävention oder Behandlung alkoholbedingter Schäden

Nährstoff	Empfohlene Tagesdosis	Kommentar
Magnesium	400 mg	Bei starken Trinkern ist Magnesiummangel weit verbreitet und kann zur Herz- und neuromuskulären Problemen führen.
Zink	30-45 mg	Die für die Detoxifizierung von Alkohol wichtigen Enzyme sind von Zink abhängig. Zinkmangel beeinträchtigt daher die Fähigkeit Alkohol abzubauen und verstärkt so mögliche Schäden.
Vitamin-B-Komplex	Mit mindestens 25 mg der Vitamine B1, B2, B3 und B6, 0,4-0,8 mg Folsäure und 25 µg B12	Alkohol beeinträchtigt die Resorption und Aktivierung der B-Vitamamine. Die meisten starken Trinker leiden an einem Mangel an B-Vitaminen.

Zur Verminderung von Alkoholgelüsten, Alkoholkonsum und Entzugserscheinungen

Nährstoff	Empfohlene Tagesdosis	Kommentar
Gamma-Linolensäure	1-2 g Nachtkerzenöl (EPO)	Kann Schädigung der Leber reduzieren und Entzugserscheinungen bei starken Trinkern mindern.
Glutamin	1-2 g	Kann Alkoholgelüste und -konsum vermindern. Dämpft Entzugserscheinungen und verbessert das Wohlbefinden bei starken Trinkern, die ihren Alkoholkonsum reduzieren oder ganz und gar beenden wollen.
Niacinamid	1-1,5 g	Kann Schädigung des Proteinstoffwechsels der Leber reduzieren.
Carnitin	0,5-1,5 g	Kann Leberschaden und Fettleberbildung reduzieren.

14 Allergische Rhinitis

Allergische Rhinitis kann Zeichen für eine Lebensmittelunverträglichkeit sein (siehe S. 212).

Mikronährstoffe

Nährstoff	Empfohlene Tagesdosis	Kommentar
Gamma-Linolensäure	In Form von 2-4 g Nachtkerzenöl (EPO)	Reduziert Entzündungen und Kongestion; bringt die Immunreaktion wieder ins Gleichgewicht.
Kalzium und Magnesium	500 mg Kalzium und 250 mg Magnesium (z.B. in Form von Dolomit-Tabletten)	Kalziumsupplemente können die allergischen Reaktionen reduzieren. Magnesiummangel erhöht die Empfindlichkeit gegenüber Allergien.
Vitamin C	250-750 mg	Kann den Abbau von Histamin unterstützen, das in der allergischen Reaktion gebildet wird; wirkt damit allergischen Symptomen entgegen.
Niacin (Vitamin B3)	100 mg	Reduziert Produktion und Freisetzung von Histamin; kann allergische Symptome mindern.

Anämie

Ernährung

Die häufigsten Nährstoffmangelzustände, in deren Gefolge eine Anämie auftritt, sind Eisen-, Folsäure- und Vitamin-B12-Mangel. Weniger verbreitet ist Anämie aufgrund eines ernährungsbedingten Vitamin-A- und Vitamin-C-Mangels, oder eines Mangels an diversen anderen B-Vitaminen und Kupfer. Auf Eisen- und Folsäuremangel beruhende Anämie kommt bei Kindern in Wachstumsphasen und Schwangeren sehr häufig vor, da die Ernährung ihrem gesteigerten Nährstoffbedarf meist nicht mehr entsprechen kann.

- Menschen mit niedrigem Speichereisen sollten zu den Mahlzeiten keinen Kaffee oder schwarzen Tee trinken, da diese die Eisenresorption aus Nahrungsmitteln erheblich einschränken.
- Vitamin C unterstützt die Eisenresorption sehr gut, ein Glas Orangensaft zu den Mahlzeiten bzw. andere Vitamin-C-reiche Nahrungsmittel können die Aufnahme also wesentlich verbessern.

Mikronährstoffe

Nährstoff	Empfohlene Tagesdosis	Kommentar
Zur Prävention von Anämie und Förderung einer gesunden Erythrozytenbildung		
Vitamin-B-Komplex	Sollte mindestens 5 mg Vitamin B6; 0,4 mg Folsäure und 5 µg Vitamin B12 enthalten.	Mangel an Riboflavin, Thiamin, Folsäure und Vitamin B6 und B12 kann Anämie verursachen. Besonders wichtig während Schwangerschaft und Stillzeit, Kindheit und Adoleszenz

Nährstoff	Empfohlene Tagesdosis	Kommentar
Zur Prävention von Anämie und Förderung einer gesunden Erythrozytenbildung		
Multimineralsupplement mit Eisen	Mit ausgewogenen Mengen sämtlicher essentieller Mineralien und 5-10 mg Eisen	Besonders wichtig während Schwangerschaft und Stillzeit, Kindheit und Adoleszenz. Vitamin C verbessert die Eisenresorption erheblich, wenn es mit einem Eisensupplement eingenommen wird.
Zur Behandlung einer Anämie, bedingt durch Einzelnährstoffmangel		
Eisen	100-150 mg elementales Eisen (in einer biologisch verfügbaren Form wie z.B. Eisenfumarat)	Eisensupplemente sollten nach Erreichen eines normalen Hämoglobinspiegels noch 3-6 Monate eingenommen werden, um die Eisendepots aufzufüllen.
Folsäure	1-5 mg	Sollte bis zum Erreichen eines normalen Hämoglobinwertes eingenommen werden; zusammen mit einem ausgewogenen Vitamin-B-Komplex, der mindestens 5 mg Vitamin B12 enthält.
Vitamin B12	Wenn durch Vitamin-B12-Malabsorption verursacht: 1 mg via intramuskulärer Injektion/täglich über 7 Tage, danach 1 mg intramuskulär 2x/Woche über zwei Monate. Wenn ernährungsbedingt (Vegetarier): 1 mg Vitamin B12/Tag über 3-6 Monate oral.	Nach Auffüllung der Depots besteht bei Vitamin-B12-Mangel aufgrund von Malabsorption gewöhnlich die Notwendigkeit lebenslanger monatlicher Injektionen oder – bei schwach ausgeprägter Malabsorption – 1 mg Vitamin B12/Tag oral, um den Spiegel aufrecht zu erhalten. Für Vegetarier genügt in der Regel eine tägliche Supplementation von 2-5 mg Vitamin B12 zur Erhaltung der Depots.

Ernährung

- Bei Menschen, die für eine reaktive Hypoglykämie anfällig sind (vgl. S. 193), kann der Verzehr von raffinierten Kohlenhydraten oder Zucker verstärkte Angstgefühle und in seltenen Fällen Panikattacken auslösen.
- Bei Menschen, die zu Nervosität oder Angstgefühlen neigen, kann der Konsum von Koffein zu einer Verschlimmerung der Symptome führen.

Mikronährstoffe

Nährstoff	Empfohlene Tagesdosis	Kommentar
Tryptophan	1-3 g	Tryptophan kann den Serotoninspiegel im Gehirn erhöhen. Serotonin ist ein chemischer Botenstoff im Gehirn, der beruhigende Wirkung hat. Sollte zusammen mit 50 mg Vitamin B6 eingenommen werden.
Niacinamid	500 mg-1 g	Wirkt entspannend auf die Muskulatur; hat leicht sedative Wirkung und kann Angstzustände mildern.
Magnesium	400-600 mg	Kann Angst und nervöse Spannungen lindern. Medikamente, Krankheit und Stress können die Magnesiumspeicher angreifen und dadurch Anspannung und Reizbarkeit hervorrufen.

Ernährung

Aphthen können durch Nahrungsmittel-Allergien ausgelöst werden. Die betreffenden Nahrungsmittel sollten durch eine Eliminationsdiät ausfindig gemacht und dann vermieden werden. Stark säurehaltige Nahrungsmittel – Tomaten, Zitrusfrüchte – können bei empfindlichen Menschen Aphthen hervorrufen, auch Stress kommt als Auslösefaktor in Betracht. *Lactobacillus acidophilus* vermag die Zahl oraler Streptokokken zu verringern, weshalb der Verzehr von Joghurt und anderen fermentierten Milchprodukten die Häufigkeit und den Schweregrad von Aphthen mindern kann. Menschen, die häufig unter Aphthen leiden, können durch täglichen Konsum *lactobacillus*-haltiger Nahrungsmittel Abhilfe schaffen.

Mikronährstoffe

Nährstoff	Empfohlene Tagesdosis	Kommentar
Zink	30-60 mg	Kann Aphthen verhindern, besonders bei Menschen mit leichtem Zinkmangel.
Vitamin A	2 mg	Hält das Gewebe im Mund gesund.
Vitamin-B-Komplex	Ausgewogenes Supplement mit sämtlichen B-Vitaminen; reichlich Folsäure und Vitamin B12 sind besonders wichtig	B-Vitamine halten die Gewebe im Mund gesund und stark.

Ernährung

- Asthma kann ein Zeichen für Lebensmittel-Unverträglichkeiten sein. Der Zustand wird oft entscheidend verbessert, wenn diese diagnostiziert und die auslösenden Lebensmittel vermieden werden (vgl. S. 212).
- Ein hoher Salzgehalt in der Ernährung kann die Empfindlichkeit der Atemwege gegenüber Histamin verstärken, Asthmatiker sollten daher ihren Salzkonsum minimieren.
- Zu vermeiden sind überdies Nahrungsmittel mit zugesetzten Sulfiten. Sulfite werden gewissen frischen Gemüsen, Salaten, Kartoffeln und Wein als Konservierungsstoff zugesetzt und können schwere Asthma-Anfälle auslösen.

Mikronährstoffe

Nährstoff	Empfohlene Tagesdosis	Kommentar
Omega-3-Fettsäuren	2-4 g in Form von Fischölkapseln	Reduziert Entzündungen und kann Symptome mildern.
Vitamin C	1-2 g	Kann den Abbau von Histamin verbessern, das in der asthmatischen Reaktion freigesetzt wird. Häufigkeit und Schwere der Anfälle können reduziert werden. Besonders wirksam gegen Asthma, das durch körperliche Anstrengung ausgelöst wird.

Nährstoff	Empfohlene Tagesdosis	Kommentar
Magnesium	400 mg	Kann die Schwere von Asthmaanfällen reduzieren und die Lungenfunktion verbessern. Asthmatiker leiden häufig an einem Magnesiummangel.
Vitamin B6	50-100 mg	Kann die Häufigkeit und den Schweregrad von Anfällen vermindern.
Vitamin B12	50-100 µg	Kann die Häufigkeit und den Schweregrad von Anfällen vermindern, besonders wenn sie durch den Sulfitgehalt von Nahrungsmitteln ausgelöst werden.

Bluthochdruck und Schlaganfall

Ernährung

Die wichtigsten ernährungsspezifischen Risikofaktoren bei Bluthochdruck und Schlaganfall sind:

- *Übergewicht*
  Übergewicht ist oft mit Bluthochdruck assoziiert. Bluthochdruck-Patienten, die an Übergewicht leiden, können ihren Bluthochdruck durch eine Gewichtreduktion häufig signifikant senken.

- *Geringe PUFA-Aufnahme*
  Besonders in Verbindung mit dem Verzehr von zu vielen gesättigten Fetten kann eine geringe Zufuhr essentieller PUFAs das Bluthochdruck-Risiko erhöhen.

- *Salz*
  Obgleich bei den meisten Menschen der Salzgehalt ihrer Nahrung keine große Rolle für den Blutdruck spielt, reagieren manche Menschen sehr empfindlich auf Salz in Nahrungsmitteln. Hohe Wahrscheinlichkeit für eine Salzempfindlichkeit besteht bei Menschen, deren Familienanamnese Bluthochdruck ausweist, Menschen von dunkler Hautfarbe sowie Menschen über 55. Sie reagieren auf eine salzreiche Ernährung mit einer Erhöhung des Blutdrucks. Etwa ein Drittel der Betroffenen kann durch eine Reduktion der Salzzufuhr den Blutdruck merklich senken. Den größten Anteil der Salzzufuhr nehmen dabei industriell verarbeitete Nahrungsmittel wie etwa Dosensuppen und salzige Snacks ein.

- *Kalium*
  Eine hohe Natriumaufnahme birgt einen wesentlich höheren Risikofaktor, wenn sie mit einer niedrigen Kaliumaufnahme verbunden ist. Menschen mit einem niedrigen Kaliumspiegel sind einem nahezu fünfmal höheren Risiko ausgesetzt, an einem Schlaganfall zu sterben, als solche mit einer höheren Kaliumaufnahme. Ein ausgeglichenes Verhältnis von Natrium und Kalium sollte bei Menschen mit Bluthochdruck oder solchen, die entsprechend gefährdet sind, angestrebt werden. Nahrungsmittel, die reich an Kalium und arm an Natrium sind, wie z.B. Kartoffeln, grüne Gemüse, Orangensaft, Aprikosen und Bananen können wohltuende Wirkung zeitigen.

- *Kalzium*
  Eine niedrige Kalziumaufnahme aus der Ernährung ist mit einem höheren Bluthochdruck-Risiko verbunden. Eine Steigerung der Kalziumaufnahme (durch Supplemente oder kalziumreiche Nahrungsmittel, wie Magermilchprodukte, Sesamsaat oder dunkelgrünem Gemüse) kann bei empfindlichen Personen blutdrucksenkend wirken.

- *Alkohol*
  Chronisch hoher Alkoholkonsum (>2-3 Drinks pro Tag) erhöht das Risiko von Bluthochdruck und Schlaganfall. Alkohol gehört in den Industrieländern zu den verbreitetsten Ursachen für Bluthochdruck. Bei Menschen, die regelmäßig Alkohol trinken und an Bluthochdruck leiden, ist nach einigen Tagen Abstinenz häufig eine merkliche Senkung des Blutdrucks zu beobachten.

- *Antioxidanzien und andere Lebensmittelinhaltsstoffe*
  Eine hohe Aufnahme von Antioxidanzien aus Nahrungsmitteln, etwa durch reichlichen Genuß von Obst und Gemüse (insbesondere Karotten und Spinat) schützt vor Bluthochdruck, und kann das Risiko eines Schlaganfalls um die Hälfte senken. Knoblauch hat eine gute blutdrucksenkende Wirkung und sollte von Personen mit Bluthochdruck regelmäßig verzehrt werden.

Mikronährstoffe

Nährstoff	Empfohlene Tagesdosis	Kommentar
Zur Behandlung von Bluthochdruck		
Taurin	3 g	Reduziert den Bluthochdruck bei vielen Betroffenen.
Omega-3-Fettsäuren	2-3 g EPS und DHS in Form von Fischölkapseln	Reduziert den Blutdruck bei Betroffenen.
Kalzium und Magnesium	1,5 g Kalzium und 600 mg Magnesium; kann in Form von Dolomit-Tabletten eingenommen werden	Ernährungsbedingter Mangel an Kalzium und/oder Magnesium erhöht den Blutdruck; Supplemente können gefäßerweiternd wirken und den Blutdruck senken.
Coenzym Q10	60-120 mg	Senkt bei vielen Betroffenen den Bluthochdruck.

Nährstoff	Empfohlene Tagesdosis	Kommentar
Zusätzlich, zur Prävention eines Schlaganfalls		
Vitamin E und Selen	200 mg Vitamin E; 200 µg Selen	Reduziert die Plättchenaggregation und schützt vor Schlaganfall bei Menschen mit Bluthochdruck.
Vitamin-B-Komplex	Sollte 0,8-1 mg Folsäure, 25-50 mg Vitamin B6 im Gesamtpräparat enthalten	Reduziert den Homocysteinspiegel im Blut und senkt die Gefahr einer Verklumpung der Blutplättchen und damit auch eines Schlaganfalls.

Ernährung

Die Umstellung der Ernährung und eine Nährstoffsupplementation können bei Frauen mit erhöhtem Brustkrebsrisiko die Gefahr einer Brustkrebserkrankung deutlich herabsetzen.

- Der Verzehr von großen Mengen gesättigter Fette kann das Brustkrebsrisiko erhöhen, während der Genuß von einfach ungesättigten Fetten (z.B. Olivenöl und Avocados) das Risiko reduziert.
- Die Aufnahme von reichlichen Mengen Nahrungsfasern (>25-30 g/Tag) kann ebenfalls zu einem Schutz vor Brustkrebs beitragen.
- Der regelmäßige Verzehr von Gemüse, besonders Kohl, Brokkoli und Blumenkohl, vermindert die Östrogentätigkeit im Körper und schützt so vor Brustkrebs. Für Nahrungsmittel, die reich an Isoflavonoiden sind (z.B. Sojaprodukte wie Tofu und Sojamilch) gilt dasselbe.
- Es ist wichtig, daß Frauen ihr Normalgewicht halten – übergewichtige Frauen haben ein erhöhtes Brustkrebsrisiko.
- Alkohol sollte in Maßen genossen werden. Frauen, die mehr als 2-3 „Drinks“ pro Tag zu sich nehmen, erhöhen ihr Brustkrebsrisiko um etwa 50%. Starker chronischer Alkoholkonsum verdreifacht das Risiko.

Richtlinien zur Senkung des allgemeinen Krebsrisikos sind auf S. 209 zu finden.

Mikronährstoffe

Zur Senkung des Brustkrebsrisikos

Nährstoff	Empfohlene Tagesdosis	Kommentar
Antioxidanzien-Präparat	Präparat sollte reichlich Beta-Carotin, Vitamin E und Selen enthalten. (Einnahmeempfehlungen siehe S. 123)	Geringe Aufnahme von Antioxidanzien erhöht das Risiko, an Brustkrebs zu erkranken.
Vitamin C	500 mg-1 g	Höhere Dosen können das Brustkrebsrisiko deutlich mindern.

Absender

Bitte ausreichend freimachen

Please affix sufficient postage

Name, Vorname (möglichst Stempel)

Straße

PLZ / Ort

E-Mail @

Datum

Unterschrift

Printed in Germany 2002

47162

Antwort

Karl F. Haug Verlag in
MVS Medizinverlage Stuttgart
GmbH & Co. KG

Postfach 30 05 04

70445 Stuttgart

21 Chronische entzündliche Darmerkrankungen: Colitis ulcerosa und Morbus Crohn

Ernährung

Menschen mit einer aktiven chronischen Darmentzündung sind aufgrund von Appetitverlust und Malabsorption von Nährstoffen oft schwer mangelernährt. Nährstoffmängel sind in solchen Fällen weit verbreitet, und der Nährstoffhaushalt muß sorgfältig überwacht werden. Die im Körper vorhandenen Mengen an Mineralien (Kalzium, Magnesium, Zink und Eisen) sind bei Menschen mit chronischen Darmentzündungen häufig sehr gering. In schweren Fällen ist eine parenterale Versorgung mit Nährstoffen notwendig, um den erkrankten Darm zu umgehen. Morbus-Crohn-Patienten nehmen Vitamin B12 sehr schlecht auf und brauchen periodisch B12-Injektionen.

- Bei vielen Patienten kann mit einer Ernährung, die reich an Nahrungsfasern und arm an raffinierten Kohlenhydraten ist, Schwere und Häufigkeit der chronischen Darmentzündungen reduziert werden. Bei langfristiger Einhaltung einer solchen Diät lassen sich auch die Anzahl der Krankenhausaufenthalte und der Notwendigkeit chirurgischer Eingriffe verringern. Nahrungsmittel-Unverträglichkeiten können chronische Darmentzündungen ungünstig beinflussen. Die Ermittlung und Vermeidung der entsprechenden Nahrungsmittel kann die Chance einer Remission erhöhen.
- Während eines aktiven Morbus-Crohn-Schubes zeigt die enterale Ernährung mit Proteinhydro-

lysaten gute Wirkung und kann eine Behandlung mit Steroiden unnötig machen.

Mikronährstoffe

Nährstoff	Empfohlene Tagesdosis	Kommentar
Omega-3-Fettsäuren	2,5-3 g EPS (in Form von Fischölkapseln)	Kann den Umfang und die Schwere der Entzündung vermindern und die Symptome lindern.
L-Glutamin	1-1,5 g	Glutamin fördert die Heilung der Darmschleimhaut.
Vitamin E	400 mg	Kann die Darmentzündung mildern und den Heilungsprozeß im Darm unterstützen.
Zink	30-60 mg	Fördert den Heilungsprozeß im Darm.
Multivitamin-/Mineral-supplement	Ausgewogenes Supplement mit mindestens 0,8 mg Folsäure und 50 µg Vitamin B12 sowie Magnesium, Zink und Eisen	Malabsorption tritt bei akuten chronischen Darmentzündungen sehr häufig auf. Folsäure und Vitamin B12 bieten einen gewissen Schutz vor Kolonkarzinom bei chronischer Colitis ulcerosa.

Ernährung

Man schätzt, daß Demenz in einem Viertel aller Fälle durch Ernährungsfaktoren bedingt und zumindest teilweise reversibel ist. Mangel an einigen B-Vitaminen – Niacin, Vitamin B12, Thiamin und Folsäure – können Demenz hervorrufen.

Chronischer schwerer Alkoholkonsum kann ebenfalls zu Demenz führen – große Mengen Alkohol üben eine direkte toxische Wirkung auf die Gehirnzellen aus.

Die Gefahr einer Multi-Infarkt-Demenz (und die Verschlimmerung dieser Störung bei bereits betroffenen Patienten) kann bei Einhaltung der Ernährungsempfehlungen zur Prävention von Bluthochdruck und Schlaganfall reduziert werden (S. 157). Alzheimer-Patienten entwickeln aufgrund ihrer Einschränkungen und schlechten Ernährungsgewohnheiten häufig Nährstoffmängel, die das Krankheitsbild erheblich verschlimmern können.

Mikronährstoffe

Nährstoff	Empfohlene Tagesdosis	Kommentar
Cholin und Pantothensäure	10-15 g (in Form von qualitativ hochstehendem Lezithin); 100 mg Pantothensäure	Die Alzheimer-Krankheit ist gekennzeichnet durch den Verlust von Hirnzellen, die Acetylcholin produzieren. Verbessert die Synthese und Ausschüttung von Acetylcholin.
L-Carnitin	1,5-2 g	Kann den Verlauf der Alzheimer-Krankheit verlangsamen. Leitet die Ausschüttung von Acetylcholin im Gehirn ein.

Nährstoff	Empfohlene Tagesdosis	Kommentar
Vitamin E und Selen	800-1200 mg Vitamin E; 200 µg Selen	Antioxidanzien können vor dem Verlust von Hirnzellen schützen und die Progression der Alzheimer-Krankheit verlangsamen.
Vitamin B12	1 mg/Tag via intramuskuläre Injektion während einer Woche, danach 1 mg/Woche via intramuskuläre Injektion	Vitamin-B12-Mangel im Gehirn kann trotz eines normalen Vitamin-B12-Spiegels im Blut Demenz hervorrufen. Bei vielen älteren Menschen und jüngeren Menschen mit Verdauungsstörungen ist die Resorption von Vitamin B12 aus der Nahrung schlecht.
Vitamin-B-Komplex	Mit reichlich Thiamin, Niacin und Folsäure	Vitamin-B-Mangel kann Demenz verursachen, besonders bei älteren Menschen, chronisch Kranken oder Alkoholikern.

Ernährung

Niedrige Werte von bestimmten Neurotransmittern, darunter Serotonin und Norepinephrin, können Depressionen hervorrufen. Die Synthese dieser Neurotransmitter ist abhängig sowohl von Aminosäuren-Vorläuferstoffen als auch von Enzymsystemen, die essentielle Mikronährstoffe enthalten.

- Schlechte Eßgewohnheiten können zur Auslösung von Depressionen beitragen, da sie den Körper nicht mit den Nährstoffen versorgen, die für die Synthese wichtiger Neurotransmitter notwendig sind. Depressionen wiederum können Nährstoffmängel vergrößern, da sie mit Appetitmangel einhergehen.
- Nahrungsmittel-Unverträglichkeiten können die Gehirntätigkeit stören und zu Stimmungsveränderungen führen. Menschen, die an ernährungsabhängigen Stimmungsschwankungen leiden, sollten nach möglichen Nahrungsmittel-Unverträglichkeiten fahnden und die verantwortlichen Nahrungsmittel meiden.
- Obgleich kleine Mengen Koffein die Stimmung heben können, kann chronischer hoher Kaffee- und Schwarzteekonsum Depressionen und Angstzustände verstärken.

Mikronährstoffe

Nährstoff	Empfohlene Tagesdosis	Kommentar
Vitamin-B-Komplex	Mit mindestens 25 mg Thiamin, Riboflavin, Niacin und Pyridoxin.	Geringe Mängel an Thiamin, Riboflavin, Niacin und Pyridoxin können Depression hervorrufen.
Tryptophan	1-3 g	Kann den Serotoninspiegel im Gehirn erhöhen, ein Neurotransmitter, der die Stimmung hebt. Sollte mit 50 mg Vitamin B6 eingenommen werden.
Vitamin B12	1 mg wöchentlich via intramuskuläre Injektion	Besonders wirksam bei älteren Menschen, die an Erschöpfung und Depression leiden.
L-Phenylalanin	500 mg-3 g. Man beginnt mit 500 mg/Tag und erhöht die Dosis allmählich bis eine Verbesserung des Zustandes eintritt.	Der Aminosäure-Vorläufer zu Norepinephrin, einem Neurotransmitter, der die Stimmung hebt. Sollte mit 50 mg Vitamin B6 eingenommen werden.
Folsäure	0,8 mg-5 g	Kann die Methylationreaktionen im Gehirn verstärken, die wiederum stimmungsaufhellend wirken. Kann die Reaktion Inhibitoren der Serotoninaufnahme verstärken.

Ernährung

Die beste Prävention eines Diabetes Typ II ist das Vermeiden von Übergewicht. Übergewichtige haben gegenüber normalgewichtigen Menschen ein 4mal höheres Risiko, an Diabetes Typ II zu erkranken. Durch eine Gewichtreduktion können übergewichtige Diabetiker den Medikamentenbedarf häufig reduzieren und und ihren Blutzuckergehalt kontrollieren.

Der Glukosetoleranzfaktor (GTF) ist eine natürliche Verbindung, die bei der Regulation des Blutzuckers mitwirkt. Sie ist in großen Mengen in der Bierhefe enthalten. Chrom ist ein wesentlicher Bestandteil des GTF und eine chromfreie Ernährung ruft Glukoseintoleranz hervor. Diabetiker, die mit dem Urin Glukose ausscheiden, leiden an einem erhöhten Mineralienverlust (z.B. Magnesium, Zink und Chrom) via Urin aufgrund osmotischer Diurese. Ein Mangel an diesen wichtigen Mineralien beeinträchtigt einmal mehr die Fähigkeit, den Blutzucker zu kontrollieren. Diabetiker sollten daher auf eine Ernährung achten, die reich an diesen Mineralien ist.

- Die beste Diät für die meisten Diabetiker ist arm an raffiniertem Zucker und reich an komplexen Kohlenhydraten und Nahrungsfasern (welche die Zuckerresorption aus der Nahrung verlangsamen und den Blutzuckeranstieg nach dem Essen reduzieren).
- Nahrungsmittel wie Gemüse, Obst, Hülsenfrüchte und Vollkorn sollten den Vorrang haben. Eine überwiegend oder gänzlich vegetarische Ernährung kann für den Diabetiker besonders wohltuend sein.

- Zur Reduzierung erhöhter Blutfettwerte und Senkung der Gefahr einer kardiovaskulären Erkrankung sollten gesättigte Fette durch qualitativ hochwertige Pflanzenöle ersetzt werden, die reich an essentiellen, mehrfach ungesättigten Fettsäuren sind.

Mikronährstoffe

Nährstoff	Empfohlene Tagesdosis	Kommentar
Zur Unterstützung der Insulinwirkung und der Blutzuckerkontrolle		
Vitamin C	1-2 g. Kann als Komplex mit Bioflavonoiden eingenommen werden.	Kann helfen, den Blutzuckergehalt zu regulieren, kleine Blutgefäße zu stärken und das Herzinfarktrisiko zu senken.
Vitamin E	800 mg. Man beginnt mit 100 mg/Tag und steigert die Dosierung allmählich.	Kann die Insulinempfindlichkeit verstärken und den Bedarf an oralen Hypoglykämika und/oder Insulin senken. Reduziert die Verklumpung von Blutplättchen und die Thrombosegefahr.
Chrom	200-400 µg Chrom	Als Komponente des GTF, unterstützt die Blutzuckerkontrolle und senkt den Bedarf an Insulin oder Sulfonylharnstoffen. Kann mit 5-10 g Bierhefe eingenommen werden.
Zur Prävention von Mineralienmangel, der die Glukosetoleranz beeinträchtigt		
Magnesium	400-600 mg	Magnesiummangel ist bei Diabetikern weit verbreitet. Magnesiumsupplemente können die Kontrolle des Blutzuckergehaltes verbessern und vor kardiovaskulären Erkrankungen schützen.

Nährstoff	Empfohlene Tagesdosis	Kommentar
Zur Prävention von Mineralienmangel, der die Glukosetoleranz beeinträchtigt		
Multimineral-supplement	Präparat mit mindestens 15 mg Zink	Füllt die Verluste via Urin wieder auf.
Zur Behandlung einer diabetesbedingten Neuropathie		
Gamma-Linolensäure (GLS)	In Form von 2-4 g Nachtkerzenöl (EPO)	Vermindert Nervenschädigungen.
Myoinositol	1-2 g	Vermindert Nervenschädigungen.
Vitamin-B-Komplex	Hochwertiges Supplement mit mindestens 50 mg Thiamin und Vitamin B6	Neuropathien können durch Thiamin- und Vitamin-B6-Supplemente vermindert werden.
Zur Kontrolle eines neu-diagnostizierten Diabetes Typ I		
Niacinamid	1-3 g. Man beginnt mit 500 mg/Tag und erhöht kontinuierlich.	Niacinamidsupplemente können bei neu-diagnostiziertem Diabetes Typ I den Insulinbedarf reduzieren und die Zeit ohne Insulinbedarf verlängern. Nikotinsäure, eine andere Form des Niacin, muß vermieden werden, da sie für Diabetiker schädlich sein kann.

Ekzeme

Ernährung

- Mittels einer Eliminationsdiät sollte sorgfältig nach Nahrungsmittel-Unverträglichkeiten gesucht werden, die das Ekzem verursacht haben könnten. Die häufigsten unverträglichen Nahrungsmittel sind Milch, Eier, Fisch, Käse, Nüsse und Lebensmittelzusätze.
- Kaltgepreßte Nuß- und Samenöle sind reich an vorteilhaften essentiellen Fettsäuren, die für die Hautgesundheit von großer Wichtigkeit sind und regelmäßig verzehrt werden sollten.

Ein gestörter Fettsäurehaushalt in der Haut kann Ekzeme hervorrufen oder verschlimmern; eine gestörte Produktion der Omega-3-Fettsäuren aus Linolensäure in der Nahrung (S. 113), und der GLS (Gamma-Linolensäure) aus Linolensäure kann die Entzündung der Haut verschlimmern.

Mikronährstoffe

Nährstoff	Empfohlene Tagesdosis	Kommentar
Gamma-Linolensäure	In Form von 2-4 g Nachtkerzenöl (EPO)	Kann Entzündungen mildern und den Heilungsprozeß fördern. Mit mindestens 100 IE Vitamin E einnehmen.

Nährstoff	Empfohlene Tagesdosis	Kommentar
Omega-3-Fettsäuren	1-1,5 g EPS aus Fischölkapseln	Zusammen mit mindestens 100 IE Vitamin E einnehmen. Es können auch Hautsalben, die EPS enthalten, auf die betroffenen Stellen angewendet werden.
Vitamin E	100-200 mg	Kann Proliferation der Haut kontrollieren und die Symptome lindern.
Zink	50 mg	Zinkhaltige Salben können auf die betroffenen Stellen aufgetragen werden.

Epilepsie

Ernährung

- In seltenen Fällen können Nahrungsmittel-Unverträglichkeiten bei Kindern, in deren Anamnese Atopie festgestellt werden kann, epileptische Anfälle auslösen. Durch eine Eliminationsdiät (S. 212) können solche Nahrungsmittel-Unverträglichkeiten ausfindig gemacht werden.
- Bei manchen Kindern kann der künstliche Süßstoff Aspartam, in großen Mengen genossen, Anfälle auslösen.
- Kindliche Epilepsie ist durch eine ketogene Diät zu behandeln – eine spezielle kohlenhydratarme, fettreiche Diät, die unter sorgfältiger ärztlicher Aufsicht durchgeführt werden sollte.
- Neben den herkömmlichen Antikonvulsanzien können Mikronährstoffe eine wichtige adjuvante Rolle bei der Kontrolle der Anfälle übernehmen.

Mikronährstoffe

Nährstoff	Empfohlene Tagesdosis	Kommentar
Taurin	0,5-2 g	Kann Anzahl und Schwere der Anfälle verringern.
Multimineral-supplement	Gesamtpräparat mit 300-400 mg Magnesium und 10-20 mg Mangan	Mangel kann Anfälle hervorrufen; bei Epileptikern ist der Magnesium- und Manganspiegel häufig niedrig.

Nährstoff	Empfohlene Tagesdosis	Kommentar
Vitamin E und Selen	200-400 mg Vitamin E; 100 µg Selen	Kann in Ergänzung zur herkömmlichen Behandlung mit Antikonvulsanzien die Anfallhäufigkeit bei Kindern reduzieren.
Vitamin B6	50-250 mg	In manchen Fällen können Anfälle durch ungenügende Produktion eines inhibitorischen Neurotransmitters namens GABS (Gamma-Aminobuttersäure) verursacht werden. Vitamin B6 kann die Produktion von GABS im Gehirn anregen und die Schwere der Anfälle lindern.

Erkältungen und Grippe

Ernährung

- Es ist hilfreich, reichlich heiße Flüssigkeiten zu trinken, um Kongestion zu lindern und Sekrete aus Nase und Hals zu entfernen.

Siehe Empfehlungen bei Infektionen auf S. 195.

Mikronährstoffe

Nährstoff	Empfohlene Tagesdosis	Kommentar
Vitamin C	250-500 mg zur Prävention. 1 g zur Behandlung einer Erkältung.	Verkürzt die Dauer und mildert die Heftigkeit einer Erkältung.
Zink	15-30 mg zur Vorbeugung gegen Erkältungen. Bei ersten Anzeichen einer Erkältung 60-90 mg in 15 mg-Dosen 4-6x am Tag. Besonders wirksam in Form von Tabletten oder Lutschpastillen, die man langsam im Munde zergehen läßt.	Kann die Dauer einer Erkältung merklich verkürzen und die Schwere der Symptome lindern.

Ernährung

Neben angemessenen Ruhephasen und regelmäßiger körperlicher Betätigung kann eine ausgewogene und nährstoffreiche Ernährung die Bewältigung von Stress erleichtern und Erschöpfungszustände verhindern. Die moderne, überreiche Ernährung ist in der Regel energiehaltig, reich an raffinierten Kohlenhydraten, Salz und gesättigten Fetten, dafür arm an komplexen Kohlenhydraten, frischem Obst und Gemüsen. Dieses Ernährungsmuster produziert häufig chronische, geringere Mängel an diversen Mikronährstoffen – B-Vitamine, Magnesium, Eisen und Zink – die gleichwohl für die Erhaltung der Energie und die Abwehr von Erschöpfungszuständen große Bedeutung haben.

Darüber hinaus steigt in Zeiten erhöhter Arbeitsbelastung und vermehrten Stresses der Bedarf an diesen Mikronährstoffen.

- Eine vermehrte Aufnahme von Vollkornprodukten und mageren Proteinquellen, in Verbindung mit frischem Obst und Gemüse kann die Versorgung mit reichlich B-Vitaminen und Mineralien zur Abwehr von Erschöpfung und Abgespanntheit gewährleisten.
- Viele Menschen begehen den Fehler, in Zeiten von Stress vermehrt auf größere Mengen Zucker und Kaffee zurückzugreifen. Obwohl dies zur kurzfristigen Energiesteigerung beitragen mag, werden durch zu viel Koffein und raffinierte Kohlenhydrate chronische Erschöpfungszustände letztlich verschlimmert, was zu Kopfschmerzen,

Reizbarkeit und Konzentrationsstörungen führt. Da in Stresszeiten die Kontrolle des Blutzuckers erschwert ist, sollten raffinierte Kohlenhydrate unter solchen Umständen auf ein Minimum reduziert werden, da sie Perioden reaktiver Hypoglykämie auslösen können (S. 193).

Mikronährstoffe

Nährstoff	Empfohlene Tagesdosis	Kommentar
Vitamin C	250 mg	Geringfügiger Mangel kann zu Müdigkeit und geschwächter Aufmerksamkeit führen.
Multimineral-supplement	Ausgewogenes Präparat mit 5-10 mg Eisen und 10-20 mg Zink	Besonders bei Frauen und Vegetariern können Eisen- und Zinkmangel chronische Müdigkeit hervorrufen.
Vitamin-B-Komplex	Der gesamte Komplex mit 10-25 mg Thiamin, Riboflavin, Niacin und Pantothensäure sowie 0,8 mg Folsäure	Ein Mangel an B-Vitaminen kann, aufgrund ihrer zentralen Bedeutung für die Energieproduktion, Müdigkeit hervorrufen. In Zeiten erhöhter Aktivität und gesteigerten Energieverbrauchs steigt der Bedarf.
Vitamin B12	25-50 µg (bei Menschen mit gestörter Darmresorption: 1 mg via intramuskuläre Injektion)	Vitamin-B12-Mangel führt zu Anämie, Müdigkeit und Depression und ist unter älteren Menschen weit verbreitet.

Fibrozystische Brusterkrankungen

Ernährung

- Eine fettreiche Ernährung erhöht das FBD-Risiko (FBD = Fibrocystic breast disease). Bei Frauen, die von FBD betroffen sind, kann eine Reduktion des Fettgehalts der Ernährung (so daß nur 15-20% des täglichen Kalorienbedarfs aus Fett abgedeckt wird) Schwellungen und Empfindlichkeit der Brust vermindern.
- In Verbindung mit einer fettarmen Ernährung kann eine Einschränkung von oder ein Verzicht auf Koffein und Theobromin (in schwarzem Tee) die Symptome merklich mildern.

Mikronährstoffe

Nährstoff	Empfohlene Tagesdosis	Kommentar
Gamma-Linolen-säure	In Form von 2-4 g Nachtkerzenöl (EPO)	Kann Knotenbildung und Empfindlichkeit vermindern, besonders wenn sie in Verbindung mit der Menstruation auftreten.
Vitamin E	200-400 mg	Supplemente können bei vielen Frauen die Symptome lindern oder zum Verschwinden bringen.
Vitamin A	5-8 mg	Supplemente können Schwellungen und Empfindlichkeit mildern. Hohe Dosen Vitamin A sollten nur unter ärztlicher Aufsicht eingenommen werden.

Nährstoff	Empfohlene Tagesdosis	Kommentar
Jod	150-250 µg In schweren Fällen kann wäßriges (diatomisches) Jod (3 mg/Tag) verwendet werden.	Kann Schmerzen, Schwellungen und Knotenbildung vermindern. Kelpsupplemente sind eine reichhaltige Jodquelle. Wäßriges Jod sollte nur unter ärztlicher Aufsicht verwendet werden.

30 Gallensteine

Ernährung

Unter Gallensteinen leiden etwa 10% der Erwachsenen in den Industrieländern. Die Ernährung hat einen wesentlichen Einfluß auf die Bildung von Gallensteinen.

- Eine Ernährung, die viel Fett, insbesondere gesättigte Fette enthält, sowie der übermäßige Genuß raffinierter Kohlenhydrate kann die Bildung von Gallensteinen anregen.
- Reichlich Nahrungsfasern und mäßiger Alkoholgenuß hingegen senken das Risiko.
- Übergewicht erhöht das Risiko erheblich, während Gewichtsabnahme bei Übergewichtigen dazu führt, daß bereits bestehende Gallensteine sich auflösen und verschwinden.
- Bei einem Menschen, der unter Gallensteinen leidet, kann der Verzehr fettiger Speisen oder Kaffees schmerzhafte Krämpfe in der Gallenblase hervorrufen.
- Oft sind auch Nahrungsmittel-Unverträglichkeiten die unerkannte Ursache von Symptomen in der Gallenblase – Eier, Schweinefleisch und Zwiebeln sind dabei am häufigsten vertreten.

Nährstoff	Empfohlene Tagesdosis	Kommentar
Taurin	1 g	Taurin ist ein wichtiger Bestandteil der Galle und verhindert das Eindringen von Cholesterin in die Gallenblase. Supplemente können das Risiko der Bildung von Gallensteinen senken, besonders bei übergewichtigen Frauen.

Nährstoff	Empfohlene Tagesdosis	Kommentar
Vitamin E	400 mg	Kann der Bildung von Gallensteinen entgegenwirken, besonders bei fettreicher Ernährung. Supplemente können Symptome mildern und die Auflösung der Gallensteine fördern.
Vitamin C	250 mg	Mangel erhöht das Risiko der Bildung von Gallensteinen.

Ernährung

Eine Ernährung, die viel gesättigtes Fett, Salz, Alkohol und Cholesterin, dafür wenig mehrfach ungesättigte Fette und Nahrungsfasern enthält, kann Bluthochdruck und Arteriosklerose der zerebralen Arterien hervorrufen, was allmählich die Versorgung des Gehirns mit Nährstoffen und Sauerstoff behindert.

- Lebensmittel, die reich an antioxidativen Nährstoffen sind, können die Schädigung der Gehirnzellen durch freie Radikale verringern und das Risiko einer Arteriosklerose senken.
- Eine mangelhafte Versorgung mit Mikronährstoffen aus der Ernährung kann geistiges Arbeiten und Erinnerungsvermögen beeinträchtigen und den mit dem Altern verbundenen Funktionsverlust beschleunigen. Selbst geringfügige Mängel an einigen B-Vitaminen – insbesondere Thiamin, Niacin, Folsäure und Vitamin B12 – können geistige Abläufe beeinträchtigen.
- Auch eine reaktive Hypoglykämie (S. 193), ausgelöst durch hohe Aufnahme von raffinierten Kohlenhydraten und Zucker, kann die Gehirnfunktion stören.
- Der Acetylcholinspiegel im Gehirn (Acetylcholin ist ein Neurotransmitter, der für das Gedächtnis entscheidende Bedeutung hat) kann durch den regelmäßigen Verzehr cholinreicher Nahrungsmittel, wie z.B. Eier, Nüsse und Blumenkohl, aufrechterhalten werden.

- Der regelmäßige Verzehr einer nährstoffreichen, ausgewogenen Ernährung – wenig gesättigtes Fett, Alkohol und Salz, viel Cholin, antioxidative Nährstoffe, Mineralien und B-Vitamine – kann zur Erhaltung der geistigen Leistungsfähigkeit beitragen.

Mikronährstoffe

Nährstoff	Empfohlene Tagesdosis	Kommentar
Cholin und Pantothen-säure	5 g (in Form von qualitativ hoch-wertigem Lezithin) mit 50 mg Pan-tothensäure	Ein Baustein für die Acetylcholinsynthese im Gehirn. Pantothensäure ist unerläß-lich für den Aufbau von Acetylcholin.
Vitamin E und Selen	400 mg Vitamin E; 200 µg Selen	Antioxidanzien können vor dem alters-bedingten Verlust von Hirnzellen schützen.
Vitamin-B-Komplex	Ausgewogene Zu-sammenstellung mit 50 mg Thiamin, Niacin und B6, 50 µg B12 und 0,4 mg Folsäure	Leichter Mangel an Vitamin B12, Thiamin und Folsäure ist bei älteren Menschen weit verbreitet und kann das Gedächtnis beeinträchtigen. Niacin unterstützt die Blutzirkulation in den kleinen Blut-gefäßen im Gehirn. Bei älteren Men-schen, die Vitamin B12 schlecht resor-bieren, ist es u.U. nötig, Vitamin B12 mittels Injektion zu verabreichen.
Multimineral-supplement	Mit reichlichen Mengen Eisen und Zink	Mängel an Eisen, Zink und anderen Mineralien können die Hirnfunktion beeinträchtigen.

Ernährung

Eine Ernährung, die sehr viele raffinierte Kohlenhydrate (besonders Saccharose) enthält, fördert Parodontose. Häufiger Zuckerkonsum erhöht die Plaque-Bildung und das Risiko einer Gingivitis. Außerdem beeinträchtigt Zucker die Fähigkeit der weißen Blutkörperchen im Zahnfleisch, schädliche Plaque-Bakterien zu zerstören. Saccharose ist in klebriger Form (z.B. als Bonbons oder in Backwaren) besonders schädlich, da sie so länger an den Zähnen haften bleibt.

- Der regelmäßige Verzehr von Nahrungsmitteln, die reich an Vitamin C, hochwertigem Protein und Zink sind, kann helfen, das Zahnfleisch gesund zu erhalten.

Mikronährstoffe

Nährstoff	Empfohlene Tagesdosis	Kommentar
Vitamin C	500 mg-1 g (am besten mit einem Bioflavonoid-Komplex)	Vitamin C hilft, entzündetes Zahnfleisch zu heilen und Zahnfleischbluten zu reduzieren. Darüber hinaus regt es das Immunsystem an, Zahnfleischinfektionen zu bekämpfen.
Folsäure	500 µg-1 mg (auch in 0,1%iger Lösung als Folsäure-Mundspülung, mit 1 Teelöffel zweimal tgl. spülen)	Kann eine wirksame Behandlung bei Parodontose sein; erkranktes Zahnfleisch verfügt nur über wenig Folsäure.
Vitamin D und Kalzium	5-10 µg Vitamin D und 600 mg Kalzium	Kann den Knochen, in dem die Zähne verankert sind, stärken und bei dessen Wiederaufbau unterstützend wirken.

33 Grauer Star (Katarakt)

Ernährung

Das Risiko einer Kataraktbildung kann durch Ernährung und Nährstoffaufnahme deutlich gesenkt werden. Meist wird der Katarakt durch oxidative Schäden verursacht, die das Auge dadurch erleidet, daß die Linse lebenslang Licht und Strahlung ausgesetzt ist. Die Antioxidanzien Vitamin A, C und E stellen einen wichtigen Schutz vor solchen Schäden dar, und der tägliche Verzehr von Lebensmitteln, die reich an diesen Nährstoffen sind, kann das Risiko eines Grauen Stars senken.

Die regelmäßige Aufnahme von Galaktose, welche im Milchzucker Laktose vorkommt, kann bei manchen Menschen, die an einer erblich bedingten Galaktosestoffwechselstörung leiden, einen Grauen Star verursachen. Menschen, in deren Familie häufig früh Grauer Star auftritt, sollten sich auf diese Störung hin untersuchen lassen. Falls eine Unfähigkeit, Galaktose zu verwerten vorliegt, sollte der Verzehr von Milch und Milchprodukten stark eingeschränkt werden.

Hyperlipidämie, Diabetes und Übergewicht können ebenfalls das Risiko eines Katarakts erhöhen. All diesen Störungen kann durch eine Änderung der Ernährungsgewohnheiten und durch Nährstoffsupplemente begegnet werden.

Mikronährstoffe

Nährstoff	Empfohlene Tagesdosis	Kommentar
Vitamin C	1-2 g	Vitamin-C-Supplemente können einen leichten frühen Katarakt zurückbilden.

Nährstoff	Empfohlene Tagesdosis	Kommentar
Vitamin E	800 mg	Beugt weiterer Trübung der Linse vor.
Riboflavin	50 mg (kann als Teil eines Vitamin-B-Komplexes eingenommen werden)	Riboflavin spielt bei der Erhaltung der Klarheit der Linse eine außerordentlich wichtige Rolle und kann die Trübung bei einer milden Form reduzieren.
Zur Prävention eines Katarakts		
Antioxidanzien-Präparat	Großzügige Mengen Vitamin A, C, und E, Riboflavin und Zink (siehe S. 121)	Langfristige Supplementation kann die Entwicklung eines Grauen Stars verhindern.

Grüner Star (Glaukom)

Ernährung

- Bei Menschen, die unter Grünem Star leiden, können Nahrungsmittel-Unverträglichkeiten den Augendruck erhöhen.
- Auch Koffein erhöht den Augendruck und sollte von Glaukom-Patienten vermieden werden.
- Proteinüberschuß und Trans-Fettsäuren (in gehärteten Fetten) werden mit einem erhöhten Glaukom-Risiko in Verbindung gebracht.

Mikronährstoffe

Nährstoff	Empfohlene Tagesdosis	Kommentar
Vitamin C mit Bioflavonoiden	1-2 g Vitamin C mit 200 mg Rutin	Vitamin C, besonders in Verbindung mit Rutin-Bioflavonoiden, können bei Glaukom den Augendruck senken.
Thiamin	25 mg	Thiaminmangel kann zur Entwicklung eines Glaukoms beitragen.
Multimineral-supplement	Sollte Zink (10-20 mg) und Chrom (200 µg) enthalten.	Niedrige Zink- und Chromwerte werden mit hohem Augendruck in Verbindung gebracht, Mängel können das Glaukom verschlimmern.

35 Herpes simplex

Ernährung

Bei Menschen, die an einer Herpesinfektion leiden, kann eine optimale Ernährung und Stressminderung Häufigkeit und Schwere der Infektionen reduzieren (siehe S. 195). Das ernährungsbedingte Verhältnis zweier Aminosäuren kann Herpesinfektionen beeinflussen. Arginin in großen Mengen unterstützt das Wachstum des Virus (das Virus ist bei seiner Vermehrung auf regelmäßige Argininzufuhr angewiesen), während die vermehrte Aufnahme von Lysin das Wachstum hemmen kann, hauptsächlich, indem es die Argininmenge verringert, die dem Virus zugänglich ist. Eine lysinreiche und gleichzeitig argininarme Ernährung kann die Anzahl und den Schweregrad der Rückfälle mindern.

Zu den Nahrungsmitteln, die ein besonders hohes Arginin-/Lysin-Verhältnis aufweisen und daher von Menschen mit Herpes-Infektion *gemieden* werden sollten, gehören:

- Nüsse (besonders Mandeln, Haselnüsse, Cashews und Erdnüsse)
- Schokolade
- Samen und bestimmte Körner (Weizen und Hafer)
- Rosinen, Gelatine

Mikronährstoffe

Nährstoff	Empfohlene Tagesdosis	Kommentar
Lysin	500 mg um Rückfälle zu verhindern, 2-4 g bei aktiver Infektion	Neben der Einnahme von Lysinsupplementen sollte die Aufnahme von argininreicher Nahrung reduziert werden. Kann die Schwere und die Häufigkeit der Ausbrüche mildern.
Vitamin C	250-500 mg zur Prävention von Rückfällen, 1 g bei aktiver Infektion	Hat anti-virale Wirkung, kann die Schwere von Rückfällen mildern und ihre Dauer verkürzen.
Vitamin E	Auf die Fieberbläschen auftragen (eine Softgelkapsel mit 100-400 mg kann aufgestochen und der Inhalt mehrmals am Tag auf die Bläschen aufgetragen werden).	Kann Schmerzen lindern und Heilungsprozeß beschleunigen.
Zink	15-30 mg zur Prävention, 60-100 mg bei aktiver Infektion. Kann in Form von zinkhaltigen Salben oder Lotionen auch lokal angewendet werden.	Hat anti-virale Wirkung und kann die Schwere und die Häufigkeit der Ausbrüche mildern.

Hyperaktivität (ADHD)

Ernährung

- Das Frühstück stellt für hyperaktive Kinder (attention deficit hyperactivity disorder oder ADHD) die entscheidende Mahlzeit dar. Das Auslassen des Frühstücks kann zu einem Absinken des Blutzuckerspiegels führen, was wiederum Ruhelosigkeit und Reizbarkeit auslösen kann. Ein protein- und kalziumreiches Frühstück hat auf viele Kinder beruhigende Wirkung und verbessert die Lernfähigkeit bei ADHD.
- Kinder können auf große Mengen Phosphate in bestimmten Lebensmitteln, z.B. Wurstwaren, industriell verarbeiteten Lebensmitteln, Milchprodukten, Erfrischungsgetränken, sehr empfindlich reagieren.
- Lebensmittel-Unverträglichkeiten können ADHD verursachen oder verschlimmern. Künstliche Farb- und Geschmacksstoffe sowie Lebensmittel, die natürliche Salicylate enthalten, können ADHD auslösen.

Kinder mit ADHD sollten folgende Nahrungsmittel nicht essen

- Sämtliche Nahrungsmittel, die künstliche Farb-, Süß- und Geschmacksstoffe enthalten
- Nahrungsmittel, die natürliche Salicylate enthalten:

Mandeln	Apfelwein und Apfelessig
Aprikosen	Brombeeren
Kirschen	Gewürznelken

Gurken
Trauben
Pfefferminz-Aromen
Orangen
Pflaumen
Tomaten
Himbeeren
Mixed-Pickles
Rosinen
Nektarinen
Pfirsiche
Erdbeeren
Weinessig

Mikronährstoffe

Nährstoff	Empfohlene Tagesdosis	Kommentar
Essentielle, mehrfach ungesättigte Fettsäuren	Omega-3-Fettsäuren (1-2 g EPS in Form von Fischölkapseln) und Gamma-Linolensäure in Form von 1-2 g Nachtkerzenöl (EPO)	PUFA-Stoffwechsel kann bei Kindern mit ADHD abnormal sein, Mangel an Omega-3- und Omega-6-Fettsäuren sind bei vielen Kindern mit ADHD festzustellen.
Kalzium	600-800 mg	Bei manchen Kindern hat Kalzium beruhigende Wirkung und kann Verhalten und Konzentrationsspanne verbessern.
Vitamin-B-Komplex	Gesamtpräparat mit Betonung auf Thiamin (B1) und Vitamin B6	Kann Verhalten und Aufmerksamkeit verbessern.
Multimineral-supplement	Ausgewogenes Supplement mit reichlich Gehalt an Zink und Magnesium	Magnesium- und Zinkmangel kann ADHD verstärken.

37 Hypoglykämie

Ernährung

Ein Diätplan zur Reduktion einer reaktiven Hypoglykämie sollte folgendes beachten:

- Meiden sie einfachen Zucker und raffinierte Kohlenhydrate (wie Weißmehl und geschälten Reis). Diese rufen eine rapide Erhöhung des Blutzuckers hervor, welche eine Überproduktion von Insulin auslösen.
- Ersetzen Sie diese durch Nahrungsmittel, die reich an komplexen Kohlenhydraten und Nahrungsfasern sind (die die Absorption der eingenommenen Zucker verlangsamen und den Glukoseanstieg während der Mahlzeiten vermindern) wie z.B. Gemüse, Hülsenfrüchte, Hafer und Vollkorngetreide.
- Essen Sie 5-6 kleine Mahlzeiten über den Tag verteilt, um eine konstante Energiezufuhr zur Erhaltung des Blutzuckerspiegels zu gewährleisten. Jede Mahlzeit sollte Nahrungsmittel mit hochwertigen Proteinen und maßvolle Mengen an kaltgepreßten Pflanzenölen enthalten.
- Größere Mengen Alkohol und Kaffee können eine reaktive Hypoglykämie verstärken und sollten vermieden werden.
- Der Glykämie-Index ist eine Maßeinheit, der das Vermögen eines Nahrungsmittels beschreibt, den Blutzucker rapide zu erhöhen. Bei Menschen, die das Risiko einer reaktiven Hypoglykämie tragen, können sie eine Übersekretion an Insulin hervor-

rufen und zu einem niedrigen Blutzuckerspiegel führen. Es sollten Nahrungsmittel mit einem niedrigen bis mäßigen Glykämie-Index verzehrt, Nahrungsmittel mit einem sehr hohen Glykämie-Index vermieden werden.

Der Glykämie-Index ausgewählter Nahrungsmittel

Sehr hoch	Hoch	Mäßig	Niedrig	Sehr niedrig
Honig	Weizenvollkornbrot	Buchweizen	Teigwaren	Nüsse
Kartoffeln	Naturreis	Haferflocken	Süßkartoffeln	Sojabohnen
Karotten	Rosinen	Süßmais	Weiße Bohnen	Kidneybohnen
Maisflakes	Bananen	Grüne Erbsen	Orangen	Linsen
Weißbrot			Fruchtzucker	
Geschälter Reis			Äpfel	
Bier			Milch und Joghurt	
Saccharose			Tomaten	

Mikronährstoffe

Nährstoff	Empfohlene Tagesdosis	Kommentar
Multimineralsupplement	Ausgewogenes Gesamtpräparat mit 200 mg Magnesium, 20 mg Zink und 5 mg Mangan	Mangel an Zink, Magnesium und Mangan erhöhen das Risiko einer reaktiven Hypoglykämie.
Chrom	200-400 µg	Kann den Blutzuckerspiegel regulieren. Mit 5-10 g Bierhefe (reich an GTF) einnehmen.

Ernährung

Eine optimale Versorgung mit Mikronährstoffen spielt eine zentrale Rolle für die Erhaltung gesunder Schleimhäute und ihrer Funktion als Barriere gegen potentielle Pathogene. Auch die humeralen und zellulären Komponenten des Immunsystems sind davon abhängig. Das Immunsystem wird schon durch geringe Mängel an den Vitaminen A, E, C, B6, B12 und Folsäure sowie durch einen Mangel an den Mineralien Eisen, Zink, Mangan, Kupfer oder Selen geschwächt. Mikronährstoffmangel vermag die Leukozytenproduktion und ihre Aktivierung und Aktivität gegen Fremdsubstanzen und -zellen zu beeinträchtigen. Einige Mikronährstoffe (z.B. Vitamin E, C und B6, Selen und Zink) können das Immunsystem unterstützen, die Leukozytenaktivität und -funktion verstärken und die Widerstandskräfte gegen Infektionen erhöhen.

- Eine Ernährung, die reich an raffinierten Kohlenhydraten und gesättigten Fetten ist, kann das Immunsystem schwächen.
- Auch regelmäßiger starker Alkoholkonsum beeinträchtigt die Funktion des Immunsystems und erhöht die Infektionsgefahr.
- Um das Immunsystem intakt zu halten, sollte die Nahrung in der Hauptsache aus magerem Fleisch und Magermilchprodukten, Vollkorngetreide und frischem Obst und Gemüse bestehen.

Mikronährstoffe

Nährstoff	Empfohlene Tagesdosis	Kommentar
Vitamin C	100-500 mg zur Prävention. Bis zu 5 g für die Behandlung bestehender Infektionen	Erhöht die Immunfunktion. Kann die Schwere von Infektionen mildern, besonders bei solchen, die durch Viren verursacht sind.
Vitamin E	100-200 mg zur Prävention	Stärkt das Immunsystem und kann die Infektionsabwehr erhöhen, besonders bei älteren Menschen.
Vitamin B6	25-50 mg zur Prävention	250-500 mg für die Behandlung bestehender Infektionen Stärkt das Immunsystem und kann die Infektionsabwehr erhöhen.
Zink	10-20 mg zur Prävention	Bis zu 100 mg für die Behandlung bestehender Infektionen Stärkt das Immunsystem und kann die Infektionsabwehr erhöhen.
Vitamin A	3-6 mg zur Prävention. Bis zu 30 mg für die Behandlung bestehender Infektionen. Kann in Form von Beta-Carotin eingenommen werden.	Verstärkt die Funktion des Immunsystems. Mangel erhöht das Infektionsrisiko drastisch. Erhält Immunbarrieren der Haut und der Schleimhäute.
Selen	100 µg zur Prävention. 200-400 µg für die Behandlung bestehender Infektionen	Selenmangel erhöht die Infektionsgefahr und die Schwere von Infektionen, besonders, wenn sie durch Viren ausgelöst sind.

39 Infertilität

39.1 Frauen

Ernährung

- Bei Frauen kann sowohl Über- als auch Untergewicht die Fruchtbarkeit beeinträchtigen. Übertriebene Schlankheit aufgrund rigoroser Reduktionsdiäten oder heftigen Körpertrainings ist in den Industrieländern häufige Ursache für die Infertilität von Frauen. Bei untergewichtigen Frauen mit weniger als 16-18% Körperfett im Gesamtgewicht (der Normalwert liegt bei Frauen um etwa 25% Körperfett) ist die Östrogenproduktion reduziert. Dies kann die Ovulation beeinträchtigen, den Menstruationszyklus unterbrechen und zu Infertilität führen. Andererseits wirkt sich auch ein zu hoher Anteil an Körperfett negativ auf die Ovulation aus und kann Infertilität verursachen. Etwa jede zehnte übergewichtige Frau hat einen unregelmäßigen Menstruationszyklus. Durch Gewichtreduktion bei Übergewicht kann die normale Ovulation und Fruchtbarkeit wieder hergestellt werden.
- Hoher Alkohol- und Koffeinkonsum vermag bei Frauen ebenfalls die Fruchtbarkeit zu beeinträchtigen. Frauen, die eine Schwangerschaft wünschen, sollten ihren Alkoholkonsum auf weniger als zwei Gläser Wein oder Bier pro Tag reduzieren und ihren Kaffeekonsum auf ein Minimum reduzieren.
- Mangel an Vitamin E, B12 und Folsäure sowie Eisen und Zink kann die Fruchtbarkeit reduzieren.

- Auch starke Belastungen des Körpers mit giftigen Schwermetallen (wie Blei, Quecksilber und Kadmium) können die Fruchtbarkeit beeinträchtigen.

Mikronährstoffe

Nährstoff	Empfohlene Tagesdosis	Kommentar
Multimineral-supplement	Ausgewogenes Supplement mit 10-20 mg Zink und 10 mg Eisen	Mangel an Eisen oder Zink kann die Fruchtbarkeit beeinträchtigen.
Vitamin-B-Komplex	Ausgewogenes Supplement mit 0,4-0,8 mg Folsäure und 2,5 µg Vitamin B12	Mängel an Folsäure und Vitamin B12 können die Fruchtbarkeit beeinträchtigen.

39.2 Männer

Ernährung

- Auch bei Männern kann eine Ernährung von schlechter Qualität – reich an raffinierten Kohlenhydraten, gesättigten Fetten, industriell verarbeiteten Nahrungsmitteln und arm an wichtigen Mikronährstoffen – Anzahl und Mobilität der Spermien reduzieren. Zur Verbesserung der Spermienqualität sollte die Ernährung reich an hochwertigem Protein, Vollkornprodukten und frischem Obst und Gemüse sein.
- Starker Alkoholkonsum (mehr als 3 „Drinks" am Tag) kann die Fruchtbarkeit beeinträchtigen. Bei übergewichtigen Männern besteht eine höhere Wahrscheinlichkeit auf einen niedrigen Testosteronspiegel und eine geringere Spermienzahl.

Mikronährstoffe

Nährstoff	Empfohlene Tagesdosis	Kommentar
Arginin	2-4 g	Kann Spermienzahl und -qualität erhöhen.
Vitamin C	500 mg-1 g	Vermindert die abnormale Bildung von Spermaklumpen, die Unfruchtbarkeit verursachen kann; kann die Beweglichkeit der Samenzellen verbessern.
Zink	60 mg	Wesentlich für die Spermienproduktion und die Synthese von Testosteron. Supplemente können die Anzahl der Spermien erhöhen.
Multimineral-supplement	Ausgewogenes Supplement mit 50-100 µg Selen und 100-200 µg Chrom	Mängel an Selen und Chrom können die Anzahl der Samenzellen verringern.

Ernährung

Saccharose ist äußerst kariogen, während Laktose (Milchzucker) und Fructose weniger Karies verursachen. Bei klebrigen, haftenden Formen von Zucker ist die Wahrscheinlichkeit, daß sich Karies bildet, am höchsten. Im Gegensatz zum Zucker, können Fette und Protein von Bakterien nicht in Säure umgewandelt werden. Darüber hinaus können Fette die Zähne mit einer Schutzschicht überziehen, während Proteine die Fähigkeit des Speichels verbessern, Säuren zu neutralisieren. Milchprodukte oder Käse anstelle von zuckerhaltigen Desserts können die Säurebildung vermindern und Zahnfäulnis verhindern.

Optimale Ernährung in der Kindheit kann die Bildung eines dicken, säureresistenten Zahnschmelzes fördern. Die Zähne bilden sich und verkalken langsam von der Geburt bis zur Pubertät, und eine reichliche, ernährungsabhängige Versorgung mit Protein, Kalzium, Fluor und Vitamin C und D sind besonders wichtig. Niedrigdosierte Fluorsupplemente sind ausgesprochen sinnvoll: Setzt man dem Trinkwasser oder Salz Spuren von Fluor zu, so kann das Kariesrisiko bei Kindern um mehr als zwei Drittel gesenkt werden. Zuviel Fluor kann allerdings die Zahnschmelzbildung beeinträchtigen und die Zähne schwächen und verfärben. In Gegenden, wo das Wasser fluoridiert ist, ist die Fluorsupplementation durch andere Mittel, wie z.B. Fluor-Mundwasser oder -tabletten, unnötig. In Gegenden, wo das Wasser wenig oder gar kein Fluor enthält, sind Fluorsupplemente hilfreich. Sie werden am besten vor dem Schlafengehen, nach dem Zähneputzen verabreicht.

Mikronährstoffe

Nährstoff	Empfohlene Tagesdosis	Kommentar
Kalzium	200-400 mg	Besonders wichtig in den ersten acht Lebensjahren, wenn die Zähne aufgebaut und mineralisiert werden.
Fluor	0,25 mg im Säuglingsalter in Form von Tropfen; während der Kindheit und im Erwachsenenalter 0,5-1 mg.	Nur wenn Fluorgehalt des Trinkwassers <0,7 ppm. Kann den Zahnschmelz merklich gegen Säureangriffe abhärten.
Multivitaminsupplement für Kinder	Sollte 10 µg Vitamin D und 50-75 mg Vitamin C enthalten.	Die Vitamine D und C spielen eine wichtige Rolle beim Aufbau der Zähne.

41 Karpaltunnelsyndrom

Ernährung

Nahrungsmittel-Unverträglichkeiten können gelegentlich Ursache für Schwellungen in den Handgelenken sein und das Karpaltunnelsyndrom auslösen. Eine Eliminationsdiät (S. 212) kann Nahrungsmittelallergien ausfindig machen; der Verzicht auf die entsprechenden Lebensmittel kann eine merkliche Besserung bringen.

Mikronährstoffe

Nährstoff	Empfohlene Tagesdosis	Kommentar
Vitamin E	400-800 mg	Kann Entzündung und Symptome lindern.
Vitamin B6 und Magnesium	100-200 mg Vitamin B6, 400-600 mg Magnesium	Kann Entzündung, Schwellung und Symptome lindern.
Thiamin	50-100 mg	Kann Entzündung und Schmerzen lindern.

Konjunktivitis

Ernährung

- Empfohlen wird der Verzehr von Karotten, Melonen, Leber, Orangen, Erdbeeren und Brokkoli, die reich an Vitamin A und C sind.

Mikronährstoffe

Nährstoff	Empfohlene Tagesdosis	Kommentar
Vitamin C	500 mg-1 g	Verbessert die Immunabwehr. Einnehmen bis die Rötung verschwindet.
Zink	60 mg	Unterstützt die Heilung und stärkt die Immunabwehr. Einnehmen bis die Rötung verschwindet.
Vitamin A	5 mg	Unterstützt die Heilung.

43 Koronare Herzerkrankungen und Arteriosklerose

Ernährung

- *Ernährungsfette*
  Der Verzehr von gesättigten Fetten erhöht den LDL-Cholesterinspiegel, senkt den HDL-Cholesterinspiegel und verstärkt die Tendenz zur Thrombozytenaggregation. Die Substitution durch mehrfach ungesättigte Fette aus Nuß- und Samenölen oder einfach ungesättigten Fetten aus Oliven- und Erdnußöl kann den LDL-Cholesterinspiegel senken.
- *Gehärtete Fette*
  Gehärtete Fette sind in vielen industriell hergestellten Backwaren und Snacks enthalten, etwa in Margarine und Kartoffelchips. Sie sind ebenso atherogen wie gesättigte Fette und sollten möglichst gemieden werden.
- *Cholesteringehalt der Nahrung*
  Der Cholesterinspiegel im Blut wird viel stärker durch die Menge der gesättigten Fette in der Nahrung als durch deren Cholesteringehalt selbst beeinflußt. Bei Menschen mit normalen Cholesterinwerten hat das in den Nahrungsmitteln enthaltene Cholesterin wenig Auswirkungen auf den Cholesterinspiegel im Blut. Menschen mit einer Hypercholesterinämie können allerdings davon profitieren, wenn sie weniger Cholesterin mit der Nahrung aufnehmen.
- *Fasern*
  Gemüse, Obst, Bohnen und Vollkorn haben einen hohen Fasergehalt. Nahrungsfasern senken den

Cholesterinspiegel im Blut, dabei spielen die löslichen Fasern in Obst, Hafer und Gemüse eine besondere Rolle.

- *Knoblauch, Ingwer, Chili und Zwiebeln*
  sind reich an Bestandteilen, die den Cholesterinspiegel senken und die Klebrigkeit der Thrombozyten reduzieren.
- *Fisch*
  Fisch ist reich an Omega-3-Fettsäuren, die den Cholesterin- und Triglyceridspiegel senken können, sie senken den Blutdruck und reduzieren die Thrombozytenaggregation. Fisch ist reich an Protein und B-Vitaminen und hat einen geringen Gehalt an gesättigten Fetten. Der Verzehr von Fisch 2-3x pro Woche gehört zu einer gesunden Ernährung und kann das Risiko von Herzerkrankungen halbieren.
- *Antioxidanzien in der Nahrung*
  Antioxidanzien, sowohl in den Lipopoteinen (wie Vitamin E) als auch im Blut (Beta-Carotin und Vitamin C) bieten einen gewissen Schutz gegen die Oxidation von Blutfetten. Der regelmäßige, tägliche Verzehr von Zitrusfrüchten und grünen und gelben Gemüsen liefert diese Vitamine sowie andere wichtige antioxidative Nahrungsmittelbestandteile.
- *Alkohol*
  Moderater Alkoholkonsum kann den HDL-Cholesterinspiegel erhöhen und einen gewissen Schutz vor Herzerkrankungen bieten. Rotwein enthält außerdem natürliche Antioxidanzien, die vor oxidativen Schädigungen der Blutfette schützen können.

- *B-Vitamine*
  Homocystein, eine Aminosäure, die als toxisches Nebenprodukt im Zellstoffwechsel entsteht, kann die Blutgefäße schädigen und Arteriosklerose fördern. Ein erhöhter Homocysteinspiegel im Blut steigert das Herzinfarkt- und Schlaganfallrisiko um das 2-5fache. Die Vitamine B6, B12 und Folsäure sind wesentlich für den Stoffwechsel und die Beseitigung von Homocystein.

Mikronährstoffe

Nährstoff	Empfohlene Tagesdosis	Kommentar
Zur Senkung eines erhöhten Homocysteinspiegels im Blut		
Vitamin B6	50 mg	Reduziert den Homocysteinspiegel senkt das Risiko von Blutgerinnseln.
Folsäure und Vitamin B12	0,5-1 mg Folsäure; 10-20 µg Vitamin B12	Reduziert den Homocysteinspiegel.
Zur Senkung eines erhöhten Cholesterinspiegels		
Niacin (in Form von Nicotinsäure)	Man beginnt mit 100 mg und steigert allmählich über mehrere Wochen hinweg auf 1-3 g. Zu den Mahlzeiten	Senkt das LDL-Cholesterin und erhöht HDL und reduziert damit das Herzinfarkt-Risiko. Nebenwirkungen (Flush) können gemildert werden, indem man die Dosis allmählich steigert und das Niacin zu den Mahlzeiten einnimmt. Dosen >1 g/Tag sollten nur unter ärztlicher Aufsicht eingenommen werden, da es in seltenen Fällen zu ernsthaften Nebenwirkungen kommen kann, wie z.B. Leberentzündung und Hyperglykämie.

Nährstoff	Empfohlene Tagesdosis	Kommentar
Zur Senkung des Risikos einer Oxidation des Blutcholesterins		
Vitamin C	1-2 g	Zum Schutz vor Fettoxidation; wirkt der Gefahr von Blutgerinnseln entgegen; senkt den Cholesterinspiegel. Kann Häufigkeit und Schwere von Angina pectoris reduzieren.
Vitamin E und Selen	200-400 mg Vitamin E; 200 µg Selen	Schützt vor Oxidation von LDL-Cholesterin; wirkt Blutgerinnseln entgegen. Kann Häufigkeit und Schwere von Angina pectoris reduzieren.
Zur Senkung erhöhter Cholesterinwerte und erhöhten Blutdrucks		
Omega-3-Fettsäuren	2-3 g EPS und DHS in Form von Fischölkapseln	Reduziert das Arterioskleroserisiko durch Senkung des Cholesterin- und Triglyceridspiegels, senkt den Blutdruck und beugt Blutgerinnseln vor.
Kalzium und Magnesium	600 mg Kalzium; 300 mg Magnesium. Kann in Form von Dolomit-Tabletten eingenommen werden.	Kalzium kann erhöhte Cholesterinwerte senken und vor Arteriosklerose schützen. Magnesium senkt Cholesterinspiegel und erhöht HDL; reduziert die Gefahr von Herzrhythmus störungen und die Schwere von Angina pectoris.
Zur Senkung des myokardialen Energiestoffwechsels		
Carnitin	1-2 g	Senkt das Gesamtcholesterin im Blut und erhöht HDL. Reduziert Angina-pectoris-Symptome, indem es die Effizienz des Energiestoffwechsels im Myokardium erhöht.
Coenzym Q10	60-120 mg	Reduziert Angina-pectoris-Symptome, indem es die Effizienz des Energiestoffwechsels im Myokardium erhöht. Unterstützt die Herzfunktion bei durch Arteriosklerose geschwächten Herzen.

Ernährung

- Übergewicht erhöht die Wahrscheinlichkeit, daß Krampfadern entstehen.
- Eine Ernährung, die ballaststoffarm und reich an raffinierten Kohlenhydraten ist, kann zu Verstopfung führen. Der zur Beförderung des harten Stuhls notwendige erhöhte abdominale Druck kann den Venenrückfluß aus den Beinen reduzieren und zur Bildung von Krampfadern beitragen.
- Vitamin C und Kupfer sind notwendig, um die Stärke und Integrität der Venenklappen und -wände aufrechtzuerhalten. Es sollten regelmäßig Nahrungsmittel verzehrt werden, die diese Nährstoffe enthalten.

Mikronährstoffe

Nährstoff	Empfohlene Tagesdosis	Kommentar
Multimineral-supplement	Ausgewogenes Präparat mit 2-4 mg Kupfer	Wesentlich für die Synthese der Proteine, die die Stärke der Venenklappen und -wände fördern.
Vitamin C	1 g Vitamin C mit Bioflavonoiden	Stärkt das Bindegewebe in den Venenklappen und -wänden der Beinvenen.
Vitamin E	200 mg	Kann die Gefahr einer Venenthrombose senken und die Blutzirkulation in den Beinen verbessern.

45 Krebs

Ernährung

Man nimmt an, daß etwa die Hälfte aller Krebserkrankungen auf Ernährungsfaktoren zurückzuführen sind. Gesunde Ernährung und eine umsichtige Mikronährstoffsupplementation können das Krebsrisiko deutlich reduzieren. Auch das Körpergewicht spielt eine wichtige Rolle, da Übergewicht das Risiko, an Brust-, Darm-, Prostata- und Gebärmutterkrebs zu erkranken, erhöht. Verschiedene Ernährungsfaktoren wurden als krebserregend bzw. krebshemmend erkannt:

Krebserregende Ernährungsfaktoren

- Starker Fettkonsum, besonders gesättigte Fette aus Fleischprodukten
- Industriell verarbeitete Fleischwaren (z.B. Wurst, Aufschnitt, geräuchertes, eingelegtes oder gepökeltes Fleisch)
- Verbrannte oder dunkel gebräunte Speisen, wie stark gebratenes oder gegrilltes Fleisch
- Ranzige (oxidierte) Fette, z.B. mehrmals verwendetes Frittieröl
- Nitrite und Nitrate (Lebensmittelkonservierungsstoffe, die auch eingesetzt werden, um Fleischwaren eine rötliche Farbe zu geben)
- Alte, angeschimmelte Lebensmittel, insbesondere Kartoffeln, Erdnüsse, Pilze und Sprossen
- Pestizide und andere Landwirtschaftschemikalien
- Künstliche Lebensmittelfarbstoffe (insbesondere Rottöne)

- Regelmäßiger starker Alkoholkonsum
- Mit Chlor desinfiziertes Trinkwasser

Krebshemmende *Ernährungsfaktoren*

- Faserreiche Nahrungsmittel (Vollkornprodukte, Kleie, Obst, Gemüse, Hülsenfrüchte, Samen)
- Kalziumreiche Nahrungsmittel (z.B. fettarme Milchprodukte)
- Frisches Obst und Obstsäfte
- Frische Rote Bete, Karotten, Spargel und Krautsäfte
- Dunkelgrünes und orange-gelbes Gemüse
- Kreuzblütler-Gemüse: Brokkoli, Rosenkohl, Kohl, Blumenkohl
- Zwiebeln und Knoblauch

Mikronährstoffe (zur Krebsprävention)

Nährstoff	Empfohlene Tagesdosis	Kommentar
Kalzium und Vitamin D	1 g Kalzium; 10 µg Vitamin D	Senkt das Darmkrebs-Risiko.
Vitamin C	250-500 mg	Ein Antioxidans, das Zellen und DNS vor Oxidationsschäden schützen kann. Hohe Dosen mindern das Krebsrisiko. Senkt besonders wirksam das Risiko von Lungenkrebs und von Magenkrebs aufgrund von nitrithaltigen Fleischwaren.
Vitamin E	200 mg	Ein Antioxidans, das Zellmembranen und DNS vor Oxidationsschäden schützen kann. Kann das Krebsrisiko senken.

Nährstoff	Empfohlene Tagesdosis	Kommentar
Folsäure und Vitamin B12	0,4 mg Folsäure; 10-20 µg Vitamin B12	Gewährleistet ein gesundes Wachstum und eine gesunde Entwicklung des Epithels der Atemwege und des Verdauungstrakts. Kann das das Risiko, an Bronchial- oder Lungenkrebs zu erkranken, besonders bei RaucherInnenn senken.
Vitamin A	1 mg	Reguliert das gesunde Wachstum und die Entwicklung des Epithels im Mund- und Rachenraum, den Atemwegen und der Haut. Supplemente können das Krebsrisiko reduzieren.
Selen	200 µg	Supplemente können das Krebsrisiko senken. Ein wesentlicher Bestandteil der antioxidativen Enzymssysteme, die Zellen und DNS vor Oxidationsschäden schützen können. Mangel erhöht das Krebsrisiko.

Zur Krebs-**Behandlung:** Sehr hohe Dosen Vitamin A, C, E und Selen werden als wirksame adjuvante Mittel in der Krebsbehandlung eingesetzt. Darüber hinaus können hochdosierte Niacin-, Vitamin-E- und Coenzym-Q10-Supplemente besonders vorteilhaft sein, da sie die Nebenwirkungen von Chemotherapie und Bestrahlung reduzieren. Diese Behandlung erfordert fachmännisches Geschick und sollte nur in Konsultation mit einem Onkologen durchgeführt werden.

Ernährung

Lebensmittel-Unverträglichkeiten können eine große Bandbreite an Symptomen nach sich ziehen (S. 214). Die Symptome sind u.U. auf den Verdauungstrakt beschränkt, wie etwa Blähungen, Krämpfe, Diarrhoe oder Reizdarm (S. 260); sie können aber auch in Körperteilen auftreten, die weit vom Verdauungstrakt entfernt sind, wie Gelenke (Arthritis), Haut (Schwellungen und Nesselausschläge) und Gehirn (Kopfschmerz). Sie treten entweder unmittelbar nach dem Verzehr der Lebensmittel auf oder auch erst Stunden später. Lebensmittel-Unverträglichkeiten können sich in jedem Alter entwickeln, sind jedoch vor allem im Säuglings- und Kindesalter verbreitet. Etwa 7-10% aller Kinder zeigen Anzeichen für eine solche Unverträglichkeit in ihren Wachstumsjahren. Koliken bei Kleinkindern können auf eine Lebensmittel-Unverträglichkeit zurückzuführen sein – ein verbreitetes Allergen ist z.B. das Protein der Kuhmilch. Auch Erwachsene können Unverträglichkeitsreaktionen entwickeln, besonders wenn das Immunsystem aufgrund von Stress, Krankheit oder schlechter Ernährung geschwächt ist.

Die Lebensmittel, die am häufigsten in Verbindung mit allergischen und Unverträglichkeitsreaktionen auftreten, sind in der unten stehenden Tabelle aufgelistet. Nahrungsmittelallergien sind häufig schwer zu identifizieren. Obwohl zahlreiche diagnostische Tests eingesetzt werden, zeigt keiner zufriedenstellende Ergebnisse.

Eine sorgfältige *Eliminationsdiät* ist hier noch immer das diagnostische Instrument der Wahl: falls eines der eliminierten Lebensmittel die Reaktion ausgelöst hat, wird sich der Zustand bessern. Die Lebensmittel müssen mindesten fünf Tage lang vermieden werden (häufig sogar für 2-4 Wochen), um genügend Zeit für ein völliges Verschwinden der negativen Effekte zu schaffen. Wenn eine Besserung eintritt, sollten die weggelassenen Lebensmittel eins nach dem anderen wieder eingeführt werden, um so das spezielle Problem-Nahrungsmittel zu identifizieren. Zur Unterscheidung zwischen den Wirkungen verschiedener Lebensmittel, sollte etwa alle drei Tage ein anderes Nahrungsmittel wieder eingeführt werden. Die Führung eines Ernährungsprotokolls – in dem Tage und Zeiten der Einnahme der Nahrungsmittel und die Veränderung der Symptome verzeichnet werden – ist von wesentlicher Bedeutung. Während der Eliminationsdiät sollten nur die Lebensmittel weiterhin verzehrt werden, die am wenigsten unter dem Verdacht stehen, Symptome auszulösen.

Falls Unsicherheit darüber besteht, welche Lebensmittel weggelassen werden sollten und welche weiterhin verzehrt werden können, stellt die *gewöhnliche Eliminationsdiät* die beste Einstiegsmethode dar. Bei dieser Diät werden nur Lebensmittel weggelassen, die normalerweise mehr als zweimal pro Woche gegessen werden.

Ein wenig schwieriger ist die *Zwei-Nahrungsmittel-Diät*, wie etwa die Lamm-und-Birnen-Diät, bei welcher nur zwei seltener konsumierte Lebensmittel – eine Protein- und Fett- und eine Kohlenhydratquelle – gegessen werden. Die übrigen Nahrungsmittel werden dann schrittweise wieder eingeführt.

Mehr als drei Viertel der betroffenen Kinder verlieren ihre Lebensmittelallergien im Laufe der Jahre. Verminderung von Stress kann die Empfänglichkeit für Allergien herabsetzen. Nährstoffmängel können Unverträglichkeitsreaktionen verstärken, die wiederum mit der richtigen Ernährung und einer umsichtigen Nährstoffsupplementation allmählich zu beheben sind.

Die nachstehenden Symptome können Folgen von Lebensmittel-Unverträglichkeiten sein

- Akne
- Arthritis
- Asthma
- Bauchschmerzen und Blähungen
- Diarrhoe
- Erschöpfung
- Schwellungen und Flüssigkeitsretention
- Kopfschmerzen
- Nasale Blutstauungen
- Konzentrations- und Gedächtnisprobleme
- Wiederholte Erkältungen, Stirnhöhlen- und Innenohrprobleme
- Brennende, wäßrige Augen

Die häufigsten Auslöser für Überempfindlichkeitsreaktionen

- Weizen, Hafer, Mais
- Eier
- Milchprodukte
- Rind- und Schweinefleisch
- Fisch und Schalentiere
- Zitrusfrüchte
- Erdnüsse

- Tomaten
- Schokolade, Tee, Kaffee
- Alkohol
- Lebensmittelfarbe, -zusätze und Konservierungsstoffe
  - Natriumglutamat
  - Konservierungsstoffe auf Sulfitbasis in Frischprodukten, Salaten, Kartoffeln, Wein
  - Farbstoffe: Tartrazin (gelbe Farbe)
  - Salze der Benzoesäure
  - Vanillin

Mikronährstoffe

Nährstoff	Empfohlene Tagesdosis	Kommentar
Omega-3-Fettsäuren	2-4 g in Form von Fischölkapseln	Vermindert Entzündungen und kann Symptome lindern.
Vitamin C	1-2 g	Kann den Abbau des in der allergischen Reaktion gebildeten Histamins erhöhen und damit die Symptome mildern.
Vitamin B6	50-100 mg	Vermindert Nahrungsmittel-Unverträglichkeiten, besonders gegenüber Lebensmittelzusatzstoffen wie Natriumglutamat.
Vitamin B12	50-100 µg	Vermindert Unverträglichkeitsreaktionen, besonders gegenüber Sulfiten.

47 Lernschwäche

Ernährung

Lernen erfordert Intelligenz, Motivation und Konzentrationsfähigkeit. All diese Eigenschaften können durch die Ernährung beeinflußt werden.

- Mängel an Eisen, Magnesium, Jod und Zink können die Lernfähigkeit verringern. Selbst minimale Mangelzustände können fast unmerkliche negative Auswirkungen haben. So kann z.B. ein geringfügiger Eisenmangel in der frühen Kindheit und Adoleszenz den IQ senken und die geistige Entwicklung beeinträchtigen.
- Neben Mineralien und Vitaminen ist auch die reichliche Versorgung mit essentiellen, mehrfach ungesättigten Fettsäuren von großer Bedeutung. Die Omega-3-Fettsäuren (z.B. in Fisch und Schalentieren) haben in früher Kindheit entscheidende Bedeutung für die Bildung von Neuronen im Gehirn.
- Wasser und Nahrungsmittel sind häufig von Blei kontaminiert. Die chronische Aufnahme selbst von geringsten Mengen Blei in den Kinderjahren kann Intelligenz und Lernfähigkeit beeinträchtigen.
- Auch Nahrungsmittel-Unverträglichkeiten können bei kindlichen Lernstörungen eine Rolle spielen, besonders Empfindlichkeit gegen Nahrungszusätze (S. 191).
- Kinder verfügen nur über begrenzte Reserven an Glukose und reagieren daher empfindlich auf ausgefallene Mahlzeiten.

- Ein fehlendes Frühstück kann die Konzentrations- und Lernfähigkeit im Unterricht merklich beeinträchtigen.

Mikronährstoffe

Nährstoff	Empfohlene Tagesdosis	Kommentar
Omega-3-Fettsäuren	1-2 g EPS (in Form von Fischölkapseln)	Unersetzlich für die optimale Entwicklung des Gehirns und die geistige Entwicklung.
Vitamin-B-Komplex	Sollte 10 mg Thiamin und Vitamin B6, 25 µg Vitamin B12, und 0,4 mg Folsäure enthalten.	Mangel an B-Vitaminen, insbesondere Thiamin (B1), Folsäure, Vitamin B6 und B12, kann die Konzentrations- und Lernfähigkeit beeinträchtigen.
Multimineralsupplement	Ausgewogene Mengen sämtlicher essentieller Mineralien und Spurenelemente, mit 5-10 mg Eisen	Eisenmangel ist unter Kindern und Jugendlichen weit verbreitet, Mängel an Eisen und anderen Mineralien können die Lernfähigkeit beeinträchtigen.

48 Magengeschwür

Ernährung

Ernährung ist ein entscheidender Faktor für die Häufigkeit und den Schweregrad eines Magengeschwürs.

- Starker Konsum von Zucker und raffinierten Kohlenhydraten kann zur Bildung von Magengeschwüren beitragen.
- Milch, die gern zur Reduktion von Magensäure empfohlen wird, produziert tatsächlich nur einen vorübergehenden Anstieg des pH-Wertes, welcher nicht selten eine neuerliche, stärkere Säureausschüttung nach sich zieht und so das Magengeschwür verschlimmert.
- Starker Alkoholkonsum kann zu Verätzungen der Magenschleimhaut und zur Geschwürbildung beitragen.
- Sowohl koffeinfreier als auch herkömmlicher Kaffee können bei vielen Menschen Sodbrennen und Magengeschwüre verschlimmern.
- Nahrungsmittel-Unverträglichkeiten (z.B. gegen Kuhmilch) tragen zur Bildung von Magengeschwüren bei; meist werden der Heilungsprozeß verbessert und Rückfälle verhindert, wenn das betreffende Nahrungsmittel ausfindig gemacht und vermieden wird.
- Saft aus rohem Kohl enthält große Mengen S-Methylmethionin und Glutamin, zwei Aminosäuren, die den Heilungsprozeß bei Magengeschwüren beschleunigen können. Wir empfehlen, täglich 1/2 Liter Saft aus rohem Kohl zu trinken, um die Heilung zu fördern.

- Falls das Magengeschwür durch *Helicobacter pylori* verursacht wurde, kann eine optimale Ernährung die Gesundheit der schützenden Schleimhäute in Magen und Duodenum aufrechterhalten. Zugleich unterstützt sie das Immunsystem und erhöht so die Abwehr einer chronischen Helicobacterinfektion.

Mikronährstoffe

Nährstoff	Empfohlene Tagesdosis	Kommentar
L-Glutamin	1-1,5 g	Glutamin fördert die Heilung der Schleimhäute in Magen und Duodenum.
Vitamin E	400 mg	Schützt vor Magengeschwüren und kann die Heilung von Geschwüren im Magen und Duodenum unterstützen.
Zink	30-60 mg	Beschleunigt die Heilung von Geschwüren.
Vitamin A	8-10 mg	Schützt die Magenschleimhaut, kann vor Geschwürbildung schützen und die Heilung fördern. Hohe Dosen Vitamin A sollten nur unter ärztlicher Aufsicht eingenommen werden.

49 Menopause

Ernährung

Ein wichtiges Problem in den Wechseljahren ist der Verlust von Mineralien (hauptsächlich Kalzium) im Knochengerüst, verursacht durch Östrogenknappheit. Bis zu 20% der Knochendichte kann in der Menopause verloren gehen, was die Gefahr von Osteoporose und Knochenbrüchen deutlich erhöhen kann. Der Östrogenverlust in der Menopause verursacht auch ein Steigen des LDL-Cholesterinspiegels im Blut und ein Absinken der HDL-Cholesterinwerte bewirken, wodurch sich das Herzinfarkt- und Schlaganfallrisiko der Frau erhöht.

- Frauen in den Wechseljahren sollten vermehrt auf Nahrungsmittel zurückgreifen, die reich an Kalzium, Magnesium und den Vitaminen D und K sind, um das Knochengerüst zu erhalten.
- Auch sollten sie darauf achten, nicht zuviel Phosphor (das in großen Mengen in rotem Fleisch, industriell verarbeiteten Nahrungsmitteln und Cola-Getränken enthalten ist) zu sich zu nehmen, da dieses den Mineralienverlust aus den Knochen beschleunigt.
- Eine Reduktion von Natrium, Koffein und Protein kann die Kalziumspeicher im Körper aufrechterhalten.
- Um die Blutfettwerte im gesunden Bereich zu halten, sollten Frauen den Anteil an gesättigten Fetten in ihrer Nahrung verringern (indem sie weniger Fleisch, Eier und Vollmilchprodukte zu sich nehmen).

Mikronährstoffe

Nährstoff	Empfohlene Tagesdosis	Kommentar
Gamma-Linolensäure	In Form von 2-4 g Nachtkerzenöl (EPO)	Vermindert Hitzewallungen, Reizungen in der Vagina und Stimmungsschwankungen.
Kalzium und Vitamin D	800-1000 mg Kalzium, 10 µg Vitamin D	Verringert den Mineralverlust aus den Knochen und wirkt Knochenschwund entgegen.
Vitamin E	400 mg. Vitamin E in Salben kann in der Vagina angewandt werden, um Juckreiz zu verringern.	Kann Hitzewallungen, Erschöpfung, Depression und Reizungen in der Vagina merklich verringern.

50 Metallvergiftungen

Toxische Metalle (Blei, Kadmium, Quecksilber, Aluminium) sind in der Natur nur in geringen Mengen in der Erdkruste vorhanden. Die moderne Industrie hat diese Metalle aus der Erde abgebaut, in vielfältigen Formen konzentriert und dann wieder über die ganze Umwelt verteilt. Im Laufe der vergangenen hundert Jahre wurden unsere Nahrungsmittel, unser Wasser und die Luft mit diesen Metallen verschmutzt. Wenn sie einmal in den Körper gelangt sind, neigen sie dazu, sich dort im Laufe der Zeit anzusammeln – lagern sich in den Knochen, der Leber und den Nieren ab. Heute trägt der durchschnittliche Stadtbewohner eine 500-1000mal höhere Schwermetallbelastung im Körper als die Menschen im vorindustriellen Zeitalter. Selbst bei geringfügiger Belastung sind Schwermetalle potente Gifte. Sie werden für zahlreiche Krankheiten unserer Zeit mit verantwortlich gemacht, darunter Krebs, Bluthochdruck und Lernstörungen bei Kindern.

50.1 Blei

Die Hauptquellen für Bleiverschmutzung sind

- Autoabgase (Lebensmittel, die in der Nähe von Städten, Industrieanlagen oder viel befahrenen Straßen angebaut werden)
- Außenfarben (viele ältere Anstrichfarben enthalten sehr viel Blei), Hausstaub
- Bleirohre (Blei wird an das Trinkwasser abgegeben)
- Industrieabgase, die bei der Kohleverbrennung entstehen

- Konservendosen (bei einigen Dosen wird mit Blei versiegelt)
- Milch von Tieren, die auf bleiverseuchten Weiden grasen
- Geschirr aus Ton oder Glas mit bleihaltiger Glasur oder Farbe
- Autobatterien, Bleischrot, bestimmte Haarfärbemittel, Tinten
- Zigarettenrauch

Mögliche Folgen niedriger Bleibelastung

- Lernschwächen, verminderte Intelligenz und Hyperaktivität bei Kindern (Bleibelastung während der Schwangerschaft kann beim Kind zu bleibenden geistigen Schäden führen)
- Kopfschmerz, Erschöpfungszustände, Reizbarkeit
- Anorexie und Diarrhoe
- Depression, Schlaflosigkeit
- Kann das Krebsrisiko erhöhen.
- Kann die Gefahr von Bluthochdruck und Herzerkrankungen erhöhen.

Labordiagnostik zur Bleistatus-Bestimmung

Nährstoff	Empfohlene Tagesdosis	Kommentar
Blei im Vollblut	Werte >200 µg/l zeigen erhöhte Gewebespiegel und Vergiftung an.	Der Blutspiegel ist ein relativ unzuverlässiger Index für chronische Belastung, da der größte Teil des Körperbleis im Knochengerüst eingelagert wird.

Labordiagnostik zur Bleistatus-Bestimmung

Nährstoff	Empfohlene Tagesdosis	Kommentar
Zink Protoporphyrin in Erythrozyten	Werte >40 µmol/mol können einen erhöhten Gewebespiegel anzeigen.	Blei stört die normale Hämoglobinsynthese. Erhöhte Werte können auch durch Eisenmangel verursacht sein.
Blei im Haar	Werte >15 µg/g können erhöhten Gewebespiegel anzeigen.	Haaranalyse ist ein verläßliches Mittel zur Messung der Gewebespiegel.

50.2 Aluminium

Die wichtigsten Aluminiumquellen sind

- Kochgeschirr (man vermeide Pfannen und Töpfe aus Aluminium, besonders bei der Zubereitung von Gemüsen, Obst und anderen sauren Nahrungsmitteln, die große Mengen Aluminium aus dem Geschirr lösen), Haushalts- und Industriegerät
- Aluminiumhaltige Antazida
- Aluminiumbehälter
- Deodorants und schweißhemmende Mittel, Kosmetika, Zahnpasta
- Raffiniertes Weißmehl (oft werden aluminiumhaltige Verbindungen eingesetzt, um das Mehl zu bleichen)
- Antiklumpmittel in Salz und Gewürzen, Backpulver

Mögliche Folgen von niedriger Aluminiumbelastung

- Störungen des zentralen Nervensystems: Gedächtnisstörungen, kann das Alzheimer-Risiko erhöhen
- Beeinträchtigter Knochenstoffwechsel (kann Knochenschwäche und Osteoporose fördern)
- Leber- und Nierenschädigungen
- Kann sich in den Gelenken akkumulieren und Arthritis hervorrufen.

Labordiagnostik zur Aluminiumstatus-Bestimmung

Nährstoff	Empfohlene Tagesdosis	Kommentar
Aluminium im Haar	Normalbereich 3-40 µg/g	Haaranalyse ist ein verläßliches Mittel zur Messung des Gewebespiegels.

50.3 Quecksilber

Die wichtigsten Quecksilberquellen sind u.a.

- Zahnfüllungen aus Amalgam
- Pestizide, Fungizide, Industrieabfall
- Fisch und Schalentiere aus kontaminierten Gewässern (sie neigen dazu, Quecksilber anzusammeln)

Mögliche Folgen einer niedrigen Quecksilberbelastung sind u.a.

- Gehirnschäden, Konzentrationsschwäche, Kopfschmerz
- Nervenschäden, die an Multiple Sklerose erinnern.

- Bei Belastungen in utero: Gehirnlähmung, geistige Zurückgebliebenheit, Geburtsschäden
- Hautausschlag
- Erhöhtes Krebsrisiko

Labordiagnostik zur Quecksilberstatus-Bestimmung

Nährstoff	Empfohlene Tagesdosis	Kommentar
Quecksilber im Haar	Werte >3,0 µg/g können erhöhten Gewebespiegel anzeigen.	Haaranalyse ist ein verläßliches Mittel, den Gewebespiegel zu messen.
Quecksilber im Urin	Werte >1,5 µg/Tag zeigen erhöhten Gewebespiegel an.	Ausscheidungen mit dem Urin sind ein guter Index für die Gesamtkörperbelastung.

50.4 Kadmium

Die wichtigsten Kadmiumquellen sind

- Metallbeschichtungen (Kadmium wird im Korrosionsschutz eingesetzt) auf Metalleimern, Dosen, Eisfächer im Kühlschrank, Wassertanks
- Zigarettenrauch (Zigaretten enthalten je etwa 20 mcg Kadmium). Die Kadmiumbelastung von Rauchern beträgt etwa das Fünffache der Belastung von Nichtrauchern
- Insektizide
- Bestimmte Nahrungsmittel: Instantkaffee, Konserven, Gelatine, einige Cola-Getränke, Nieren von Tieren, die mit kadmiumhaltiger Wurmkur behandelt wurden.

- Fisch und Schalentiere aus kontaminierten Gewässern
- Farbpigmente (besonders rote und gelbe Farbtöne)

Die Folgen einer niedrigen Kadmiumbelastung sind u.a.

- Kann das Risiko eines Bluthochdrucks steigern.
- Kann das Krebsrisiko erhöhen.
- Kann die Immunfunktion schwächen.

Labordiagnostik zur Kadmiumstatus-Bestimmung

Nährstoff	Empfohlene Tagesdosis	Kommentar
Kadmium im Haar	Werte >1,6 µg/g Haar können erhöhten Gewebespiegel anzeigen.	Haaranalyse ist ein verläßliches Mittel, um Gewebespiegel zu messen und dem Blutspiegelindex bei Langzeitbelastungen vorzuziehen.

Ernährung

- *Wasser*

  Die Belastung durch Rohre in Sanitäranlagen kann auf ein Mindestmaß reduziert werden, indem neue Rohre verlegt werden, wenn die alten verrostet sind oder Blei bzw. galvanisierte, stark kadmiumhaltige Beläge enthalten. „Weiches" Wasser laugt wesentlich mehr Schwermetalle aus den Rohren aus als „hartes" Wasser (Ein weiterer Vorteil des harten Wassers besteht darin, daß es mehr Kalzium und Magnesium enthält). Wasserfilter von guter Qualität können die Schwermetallbelastung durch Trinkwasser auf ein Mindestmaß beschränken. Bei alten Rohren sollten Sie das

Wasser aus dem Heißwasserhahn nicht trinken oder zum Kochen verwenden (heißes Wasser laugt mehr Schwermetalle aus den Rohren aus). Drehen Sie den Wasserhahn kräftig auf, bevor Sie Wasser zum Trinken daraus entnehmen, besonders morgens oder wenn die Rohre längere Zeit nicht benutzt wurden und das Wasser darin gestanden hat.

- *Nahrungsmittel*
  Vermeiden Sie Nahrungsmittel oder Wein aus Anbaugebieten, die an vielbefahrenen Straßen liegen. Vermeiden Sie Lebensmittel, die an verkehrsreichen Straßen im Freien angeboten werden. Vermeiden Sie das Kochen in Aluminiumtöpfen und -pfannen, ersetzen Sie diese durch Stahl- oder Emaillegefäße. Vermeiden Sie Nahrungsmittel in Konservendosen, besonders stark säurehaltige Lebensmittel wie Obst und Tomaten. Reinigen Sie den Hals einer frisch geöffneten Weinflasche sorgfältig von eventuellen Resten der Verschlußfolie über dem Korken.

Mikronährstoffe

Um die Ausscheidung aus dem Körper zu beschleunigen und Akkumulation zu verhindern

Nährstoff	Empfohlene Tagesdosis	Kommentar
Kalzium und Magnesium	400 mg Kalzium; 200 mg Magnesium	Reduziert die Blei- und Kadmiumresorption.
Vitamin E und Selen	200-400 mg Vitamin E; 200 μg Selen	Reduziert die toxischen Wirkungen von Blei und Quecksilber.

Um die Ausscheidung aus dem Körper zu beschleunigen und Akkumulation zu verhindern

Nährstoff	Empfohlene Tagesdosis	Kommentar
Vitamin C	250 mg	Kann die Ausscheidung toxischer Metalle beschleunigen, schützt vor oxidativen Schäden.
Zink	15-30 mg	Kann die Resorption von Kadmium reduzieren und die Ausscheidung von Blei verstärken.

51 Migräne

Ernährung

- Oft sind Nahrungsmittel Auslöser für Migräne. Menschen, die an Migräne leiden, sollten versuchen, nach möglichen Nahrungsmittel-Unverträglichkeiten zu fahnden, durch eine Eliminationsdiät kann das verantwortliche Nahrungsmittel ermittelt werden (S. 212).
- Eine reaktive Hypoglykämie kann gleichfalls Migräneanfälle auslösen (S. 193).

Substanzen, die häufig Migräne auslösen

- Vasoaktive Amine sind Substanzen, die die Blutgefäße erweitern (Tyramin und Phenyläthylamin sind die am weitesten verbreiteten Formen).
- Laktose (Milchzucker) kann bei Laktoseintoleranz Migräne auslösen.
- Äthanol
- Aspartame
- Nitrite (Pökel- und Farbstoffe in Fleischwaren)
- Koffein
- Kupfer (Lebensmittel mit hohem Kupfergehalt können die Blutgefäße erweitern und Migräne auslösen)
- Natriumglutamat (Geschmacksverstärker)

Nahrungsmittel, die häufig Migräne auslösen

- Rotwein, gereifter Käse, Geflügelleber, eingelegte Heringe, Wurst und industriell verarbeitete

Fleischwaren, saure Sahne, Schokolade, Bananen, Schweinefleisch, Zwiebeln

- Milchprodukte
- Alkoholische Getränke
- Mit Süßstoff gesüßte Produkte
- Wurst, Salami, industriell verarbeitete Fleischwaren
- Kaffee, Süßgetränke, Schokolade, Tee
- Schokolade, Nüsse, Schalentiere, Weizenkeime
- Industriell verarbeitete Nahrungsmittel

Mikronährstoffe

Nährstoff	Empfohlene Tagesdosis	Kommentar
Omega-3-Fettsäuren	2-4 g EPS (in Form von Fischölkapseln	Kann die Häufigkeit und den Schweregrad der Migräne vermindern.
Magnesium und Vitamin B6	400-600 mg Magnesium; 50 mg Vitamin B6	Ein niedriger Magnesiumspiegel kann die Blutgefäße verengen und Krämpfe auslösen. Besonders wirksam bei Frauen, deren Migräne in Zusammenhang mit der Menstruation steht oder während der Schwangerschaft auftritt.
Vitamin D und Kalzium	10 µg Vitamin D; 600 mg Kalzium	Kann die Häufigkeit und den Schweregrad der Migräne vermindern.

Multiple Sklerose

Ernährung

- Bei MS-Patienten kann eine fettarme Diät (<15 g Fett/Tag), besonders wenn sie gleich zu Beginn der Krankheit begonnen wird, deren Fortschreiten verlangsamen und die Schwere der Erkrankung mildern.
- Zusätzlich zur Einschränkung der Fettzufuhr insgesamt sollten gesättigte Fette durch mehrfach ungesättigte Fette (kaltgepreßte Nuß- und Samenöle) ersetzt werden.
- Weil Oxidationsschäden durch freie Radikale bei MS u.U. eine Rolle spielen, sollte die Ernährung reichlich natürliche Antioxidanzien (wie Vitamin E, C, Carotinoide und Selen) liefern.
- Nahrungsmittel-Unverträglichkeiten können die Erkrankung verschlimmern (die häufigsten Unverträglichkeiten bestehen bei Milch und Schokolade), eine Eliminationsdiät (S. 212), mit der die betreffenden Lebensmittel zu ermitteln und danach zu vermeiden sind, kann von Vorteil sein.

Mikronährstoffe

Nährstoff	Empfohlene Tagesdosis	Kommentar
Vitamin D	10-20 µg	Kann den Krankheitsverlauf verlangsamen und den Schweregrad vermindern.

Nährstoff	Empfohlene Tagesdosis	Kommentar
Gamma-Linolensäure	1-3 g Nachtkerzenöl (EPO)	Supplemente können, besonders als Teil einer Diät mit wenig gesättigtem Fett, von Vorteil sein.
Omega-3-Fettsäuren	1-2 g EPS (in Form von Fischölkapseln)	Können den Krankheitsverlauf verlangsamen und den Schweregrad vermindern.
Vitamin E und Selen	400-1200 mg Vitamin E; 200 μg Selen	Antioxidanzien können vor dem Zerfall des Myelins schützen.
Vitamin-B-Komplex	Ausgewogene Zusammmenstellung mit 50 mg B6, 50 mg Thiamin und 0,4 mg Folsäure	Mängel an Vitamin B6, Thiamin und Folsäure können die Symptome verschlimmern.
Vitamin B12	1 mg/Woche via intramuskuläre Injektion	Vitamin B12 ist für die Produktion der Fettsäuren, aus denen sich die Myelinschicht zusammensetzt, unersetzlich. Mangel daran kann MS fördern.

53 Muskelkrämpfe

Ernährung

Die Ernährung in den Industrieländern ist häufig arm an Magnesium, Kalzium und Kalium. Viele der häufig eingesetzten Medikamente, darunter Diuretika und Laxanzien, erhöhen den Verlust dieser wichtigen Mineralien. Ein niedriger Kalium-, Magnesium- und/oder Kalziumgehalt in den Muskeln kann Krämpfe auslösen.

- Der tägliche Verzehr von Obst, Gemüse, Magermilch- und Vollkornprodukten liefert reichliche Mengen an diesen Mineralien.
- Bei hohen Temperaturen und körperlicher Betätigung sollte für ausreichende Flüssigkeitszufuhr gesorgt werden, um durch Dehydration ausgelöste Krämpfe zu vermeiden.

Mikronährstoffe

Nährstoff	Empfohlene Tagesdosis	Kommentar
Kalzium	1 g	Niedrige Kalziumwerte erhöhen die Empfindlichkeit von Nerven und Muskeln und können Muskelkrämpfe auslösen. Zusammen mit Magnesium verabreicht besonders wirksam bei schwangerschaftsbedingten Beinkrämpfen.
Magnesium	400 mg	Geringe Mängel erhöhen die Erregbarkeit der Muskulatur und die Spasmusneigung. Reduziert nächtliche Muskelkrämpfe, Krämpfe nach sportlicher Betätigung und während der Schwangerschaft.

Nährstoff	Empfohlene Tagesdosis	Kommentar
Vitamin E	200-400 mg	Reduziert nächtliche Wadenkrämpfe, auch während der Schwangerschaft. Bei anstrengender sportlicher Betätigung fördert oxidativer Stress die Ermüdung der Muskulatur und kann Krämpfe auslösen; Vitamin E schützt vor oxidativem Stress.
Vitamin-B-Komplex	Ausgewogenes Supplement mit 25-50 mg Thiamin, Niacin und Pantothensäure	Unterstützt den optimalen Energiestoffwechsel in den Muskeln und reduziert die Bildung muskelverkrampfender Nebenprodukte (z.B. Laktat) sportlicher Betätigung.

Ernährung

Im allgemeinen gilt: je mehr Oxalat und Kalzium im Urin vorhanden sind, desto höher ist die Wahrscheinlichkeit, daß sich Nierensteine bilden. Harnsäure im Urin kann zum „Keim" werden, um den herum sich ein Kalzium-Oxalat-Stein bildet. Menschen, die zu Nierensteinen neigen, können daher das Risiko folgendermaßen verringern:

- Weniger tierische Proteine essen. Tierische Proteine erhöhen den Gehalt des Urins an Kalzium, Oxalat und Harnsäure.
- Kalziumarme Ernährung reduziert das Nierensteinrisiko nicht.
- Eine fett- und salzreiche oder aber ballaststoffarme Ernährung erhöht die Gefahr der Nierensteinbildung. Die Anreicherung der Ernährung mit Nahrungsfasern kann bei Menschen, die zu Nierensteinen neigen, die Ausscheidung von Kalzium in den Urin reduzieren.
- Große Mengen Koffein und Alkohol verstärken die Ausscheidung von Kalzium in den Urin und können dadurch die Bildung von Steinen fördern. Starker Alkoholgenuß kann ebenfalls die Wahrscheinlichkeit der Nierensteinbildung erhöhen.
- Das Trinken von ausreichenden Mengen Wasser und anderen Flüssigkeiten erhöht das Urinvolumen und senkt die Konzentration steinbildender Substanzen. Menschen, die für Nierensteine an-

fällig sind, sollten im Laufe des Tages mindestens 2 Liter Flüssigkeit zu sich nehmen.

- Oxalatreiche Nahrungsmittel können die Gefahr der Nierensteinbildung erhöhen (siehe unten). Der Verzehr dieser Nahrungsmittel sollte auf ein Minimum beschränkt werden, um so die Gefahr der Steinbildung zu reduzieren.
- Da Vitamin C vom Stoffwechsel in Oxalat umgewandelt werden kann, wurde angenommen, daß hohe Dosen diese Vitamins die Gefahr der Steinbildung erhöhen könnten. Allerdings steigt der Oxalatgehalt des Urins im allgemeinen erst, wenn die tägliche Vitamin-C-Dosierung 6 g überschreitet, und selbst dann nur bei wenigen Menschen. Bei Menschen, die zu Nierensteinen neigen und hohe Dosen Vitamin C einnehmen, kann durch Vitamin-B6- und Magnesiumsupplemente das Risiko eines erhöhten Oxalatspiegels im Urin gesenkt werden.

Nahrungsmittel mit hohem Oxalatgehalt

- Bohnen
- Schokolade
- Instant-Kaffee
- Petersilie
- Rhabarber
- Spinat
- Karotten
- Sellerie

- Gurken
- Grapefruit
- Erdnüsse
- Tee

Mikronährstoffe

Nährstoff	Empfohlene Tagesdosis	Kommentar
Magnesium	400 mg	Geht mit Oxalat eine Verbindung ein und vermindert so das Risiko einer Steinbildung.
Vitamin B6	50-100 mg	Wird für den Abbau von Oxalat benötigt. Mindert bei Menschen mit einem hohen Oxalatspiegel im Urin die Wahrscheinlichkeit einer Steinbildung.

Orale Konzeptiva (Die Pille)

Ernährung

Die Pille (OCP) kann zu Hyperlipidämie und einer Beeinträchtigung der Glukosetoleranz führen. Frauen, die die Pille nehmen, sollten besonders sorgfältig darauf achten, den Verzehr von gesättigten und gehärteten Fetten sowie raffinierten Kohlenhydraten und Zucker auf ein Minimum zu reduzieren, um die Kontrolle der Blutfettwerte und des Blutzuckerspiegels aufrechtzuerhalten.

Darüber hinaus hat die Pille weitreichende Auswirkungen auf den Mikronährstoffstatus

Erhöhter Bedarf an

Folsäure	Die Pille beeinträchtigt den Stoffwechsel und erhöht den Bedarf. Frauen, die die Pille nehmen, leiden häufig unter Folsäuremangel. Dieser ist in den ersten Schwangerschaftswochen besonders gefährlich für den Embryo und kann Geburtsschäden verursachen (siehe S. 129). Frauen sollten nach dem Absetzen der Pille 3-6 Monate warten, bevor sie versuchen, schwanger zu werden. In dieser Zeit sollte ein Vitamin-B-Komplex mit 0,8 mg Folsäure eingenommen werden, um die Reserven aufzustocken.
Thiamin, Riboflavin und Vitamin B12	Die Pille beeinträchtigt den Stoffwechsel und erhöht den Bedarf an diesen B-Vitaminen.
Vitamin B6	Die Pille beeinträchtigt den Stoffwechsel. Der Bedarf an Vitamin B6 ist bei Frauen, die die Pille nehmen, 2-10mal höher als bei Frauen, die sie nicht nehmen.
Vitamin C	Die Pille kann Gewebe- und Blutspiegel senken.
Zink und Magnesium	Die Pille beeinträchtigt den Stoffwechsel und kann den Bedarf an diesen Mineralien erhöhen. Viele Frauen, die die Pille nehmen, leiden unter Zink- und Magnesiummangel.

Geringerer Bedarf an

Kupfer	Die Pille erhöht den Kupferspiegel im Blut.
Vitamin A	Die Pille erhöht den Blutspiegel von Vitamin A und dem dazugehörigen Transportprotein. Frauen, die die Pille nehmen, sollten hohe Dosen Vitamin A vermeiden, da sie das Risiko einer toxischen Wirkung des Vitamins erhöht.
Vitamin K	Die Pille erhöht den Spiegel der Vitamin-K-abhängigen Blutgerinnungsproteine im Blut und damit die Gefahr von Blutgerinnseln.

Mikronährstoffe

Nährstoff	Empfohlene Tagesdosis
Multimineral-supplement	Sollte mindestens 250 mg Magnesium und 15 mg Zink enthalten.
Vitamin C	100-250 mg
Vitamin-B-Komplex	Hochdosiert mit mindestens 5 mg Thiamin und Riboflavin, 25 mg Vitamin B6, 0,4 mg Folsäure und 10 µg Vitamin B12.

Ernährung

Aspirin und andere verbreitete, nicht-steroidhaltige entzündungshemmende Medikamente, die bei Personen mit Gelenkschmerzen zum Einsatz kommen, unterbrechen die Integrität der gastrointestinalen Schleimhäute und können die Fähigkeit von Allergenen, die Darmwand zu passieren und in die Blutbahn zu gelangen – und dadurch das Risiko für Nahrungsmittel-Unverträglichkeiten – deutlich erhöhen. Diese wiederum können die schmerzhaften Gelenksymptome verschlimmern.

Daran sind häufig Nahrungspflanzen aus der Familie der Nachtschattengewächse beteiligt – Kartoffeln, Tomaten, Auberginen und Pfeffer.

Übergewicht verursacht eine größere Belastung der Gelenke und kann zu Osteoarthritis in den Hüften, im Rücken und in den Knien führen.

Obst und Gemüse sind reichhaltige Quellen für Vitamin C und E; eine hohe Aufnahme dieser antioxidativen Nährstoffe ist mit einem niedrigeren Osteoarthritis-Risiko verbunden.

Mikronährstoffe

Nährstoff	Empfohlene Tagesdosis	Kommentar
Vitamin E	400-800 mg	Kann Schmerzen und Gelenksteifigkeit lindern und dadurch die Beweglichkeit der Gelenke verbessern. Kann das Fortschreiten der Osteoarthritis verlangsamen.

Nährstoff	Empfohlene Tagesdosis	Kommentar
Vitamin-B-Komplex	Vollständiger Komplex mit mindestens 0,8 mg Folsäure und 25 µg Vitamin B12	Kann die Symptome lindern.
Multimineral-supplement	Ausgewogenes Präparat mit reichlich Kalzium und Magnesium sowie 100-200 µg Selen	Kann die Neubildung von Knochen und Knorpelgewebe fördern.
Vitamin D	5-10 µg	Kann das Fortschreiten der Osteoarthritis verlangsamen.

57 Osteoporose

Ernährung

Obgleich osteoporotische Knochenbrüche bei älteren Menschen auftreten, beginnt die Prävention schon früh im Leben. Die Ausbildung starker Knochen in Kindheit, Jugend und frühen Erwachsenenjahren stellt sicher, daß in späteren Jahren Knochenmassereserven zur Verfügung stehen. Nahrungsmittel, reich an Nährstoffen, die für die Knochenbildung notwendig sind – insbesondere Kalzium, Magnesium, Mangan und die Vitamine A und D – sollten in Kindheit und Jugend regelmäßig gegessen werden. Im Erwachsenenalter sollten täglich mit Vitamin D angereicherte Magermilchprodukte verzehrt werden, um die Versorgung mit Kalzium und Mineralien zu sichern. Selbst bei Frauen mit postmenopausaler Östrogensubstitution können Kalziumsupplemente die Knochendichte verbessern.

Die Ernährung in den Industrieländern enthält große Mengen diverser Nahrungszusätze, die den Kalziumverlust und das Osteoporose-Risiko erhöhen können. Phosphor (in Fleisch, industriell verarbeitete Lebensmitteln, Süßgetränken) kann die Knochenneubildung beeinträchtigen und den Kalziumverlust erhöhen. Auch der starke Konsum von Protein, Salz, Koffein und Alkohol steigert die Kalziumverluste.

Diese Umstände sind, zusammen mit einem weit verbreiteten, ernährungsbedingten Mangel an Vitamin D, Kalzium und Mineralien, für die nahezu epidemische Verbreitung der Osteoporose unter den älteren Menschen in den Industrieländern verantwortlich zu machen.

Mikronährstoffe

Nährstoff	Empfohlene Tagesdosis	Kommentar
Kalzium	1 g; für Frauen nach den Wechseljahren: 1,5 g	Kalziumsupplemente sollten über den Tag verteilt eingenommen werden, etwa die Hälfte der Gesamtdosis beim Schlafengehen.
Magnesium	300-500 mg	Aktiviert Enzyme, die für die Knochenbildung unerläßlich sind. Bei Osteoporose tritt häufig Magnesiummangel auf.
Bor	1-2 mg	Hilft, die Knochendichte aufrechtzuerhalten.
Vitamin D	10-20 µg	Erhöht die Kalziumresorption. Regelmäßige Sonnenbestrahlung hilft, den Vitamin-D-Spiegel aufrechtzuerhalten. Supplemente sind in den dunklen Wintermonaten und für Personen, die ans Haus gebunden sind, besonders wertvoll.
Multimineralpräparat	Sollte reichliche Mengen Mangan, Zink und Kupfer enthalten.	Die Spurenelemente Mangan, Kupfer und Zink sind für die Aufrechterhaltung der Knochendichte sehr wichtig.

Otitis media (Mittelohrentzündung)

Ernährung

Bei Säuglingen und Kindern mit häufigen Mittelohrentzündungen, sollte man nach Nahrungsmittel- oder umweltbedingten Allergien suchen. Kuhmilchallergie kann eine Schwellung der Nasenschleimhäute und der Eustachischen Röhre verursachen und damit das Infektionsrisiko erhöhen. Durch Elimination des betreffenden Nahrungsmittels kann eine erneute Infektion vermieden werden. Eine optimale Ernährung unterstützt das Immunsystem und reduziert somit die Möglichkeit neuer Infektionen und den Antibiotika-Bedarf.

Mikronährstoffe*

Nährstoff	Empfohlene Tagesdosis	Kommentar
Vitamin C	250 mg	Unterstützt das Immunsystem und die Infektionsabwehr.
Multivitamin-/ Mineralsupplement für Kinder	Sollte 400 µg Vitamin A und 10 mg Vitamin E und 5 mg Zink enthalten.	Erhält die optimale Funktion des Immunsystems aufrecht.

* Zur Reduzierung oder Prävention von Mittelohrentzündungen bei Kindern von 1-6 Jahren: bei älteren Kindern und Erwachsenen können höhere Dosen vonnöten sein.

59 Parkinsonsche Krankheit

Ernährung

Eine proteinarme Diät kann bei Parkinsonscher Krankheit vorteilhaft sein. L-Dopa ist eine von verschiedenen Aminosäuren, die sich gegenseitig die Aufnahme aus der Blutbahn ins Gehirn streitig machen. Während der Behandlung mit L-Dopa vermindert die Begrenzung des Proteingehalts der Ernährung die Konkurrenz von seiten anderer Aminosäuren, was L-Dopa den Zugang zum Gehirn erleichtert. Ein Problem bei der Behandlung mit L-Dopa besteht darin, daß seine therapeutische Wirkung im Laufe des Tages unberechenbaren Schwankungen unterworfen ist – die Einschränkung der Proteinzufuhr kann diese Schwankungen vermindern und die Wirksamkeit der Behandlung mit L-Dopa steigern, insbesondere, wenn der Großteil des Proteins abends gegessen wird. Hohe Dosen Vitamin B6 können die Wirksamkeit der L-Dopa-Therapie einschränken, und sollten generell vermieden werden.

Die Oxidation durch freie Radikale scheint in der Parkinsonschen Krankheit eine Rolle zu spielen. Eine Ernährung reich an natürlichen Antioxidanzien (z.B. Vitamin E und C und die Carotinoide) kann das Parkinson-Risiko reduzieren und bei betroffenen Patienten das Fortschreiten der Krankheit verlangsamen.

Mikronährstoffe

Nährstoff	Empfohlene Tagesdosis	Kommentar
Gamma-Linolen-säure	In Form von Nachtkerzenöl (EPO), 2-4 g/Tag	Besonders wirksam zur Verminderung des Zitterns.

Nährstoff	Empfohlene Tagesdosis	Kommentar
L-Methionin	1-5 g	Beginnen Sie mit 1 g/Tag, und erhöhen Sie die Dosis im Laufe einiger Wochen. Kann Beweglichkeit, Kraft, Stimmung und Schlaf verbessern.
Vitamin C	1-4 g	Kann Symptome mildern, besonders in Verbindung mit einer L-Dopa-Therapie.
Vitamin-B-Komplex	Ausgewogenes Präparat mit 0,4 mg Folsäure und 50 mg Niacin	Mängel an Niacin und Folsäure entwickeln sich bei Parkinson-Patienten sehr häufig; niedrige Körperspiegel dieser B-Vitamine können die Symptome verschlimmern.
Vitamin E und Selen	800-2400 mg Vitamin E; 200-400 µg Selen	Antioxidanzien können vor Zellabbau schützen. Beginnen Sie mit 400 IE, und erhöhen Sie die Dosis nach und nach über mehrere Wochen hinweg. Sollte mit Vitamin C eingenommen werden (s.o.).

 Periphere Gefäßerkrankungen

Ernährung

Folgen Sie den Ernährungsempfehlungen für Arteriosklerose (S. 204).

- Generell sollten gesättigte Fette in der Ernährung durch kaltgepreßte Pflanzen- und Keimöle ersetzt werden, die essentielle Fettsäuren liefern und die Blutzirkulation unterstützen.
- Der Verzehr von Fisch 2-3mal die Woche liefert Omega-3-Fettsäuren, die die Blutzirkulation aufrechterhalten.
- Raffinierte Kohlenhydrate sollten durch komplexe Kohlenhydrate aus Gemüse und Vollkorn ersetzt werden, um die Zufuhr von zusätzlichen Nahrungsfasern zu gewährleisten.

Mikronährstoffe

Nährstoff	Empfohlene Tagesdosis	Kommentar
Omega-3-Fettsäuren	2-3 g EPS und DHS (in Form von Fischölkapseln)	Kann die Verklumpung der Blutplättchen mindern und das Thromboserisiko senken; verbessert die Blutzirkulation.
Magnesium	400 mg	Kann die Blutgefäße erweitern und die Blutzirkulation verbessern.
Vitamin E	400 mg	Wirkt der Bildung von Blutgerinnseln entgegen und verbessert die Blutzirkulation. Kann bei Menschen, die an peripheren Gefäßerkrankungen leiden, Wadenschmerzen und Krämpfe reduzieren.

Nährstoff	Empfohlene Tagesdosis	Kommentar
Niacin (in Form von Nicotinsäure)	100-200 mg	Vermindert LDL-Cholesterin im Blut und vermehrt HDL-Cholesterin, senkt so das Arteriosklerose-Risiko. Ruft eine periphere Vasodilation herbei, welche die Blutzirkulation erleichtert. Zu den Mahlzeiten.

61 Prämenstruelles Syndrom (PMS)

Ernährung

- Viele Frauen, die unter PMS leiden, verspüren ein Verlangen nach raffinierten Kohlenhydraten und Zucker. Kohlenhydrate können die Stimmung verbessern, indem sie die Bildung des Neurotransmitters Serotonin im Gehirn anregen. Allerdings verstärkt das Konsumieren großer Mengen Zucker und raffinierter Kohlenhydrate die Ansammlung von Wasser und erhöht so die Gewichtszunahme. Durch eine vermehrte Aufnahme tryptophanreicher Nahrungsmittel (die Aminosäure Tryptophan wird im Gehirn in Serotonin umgewandelt) können Frauen mit PMS ihre Lust auf Kohlenhydrate beherrschen und diese Probleme vermeiden.
- Starker Alkohol- und Koffeinkonsum in den zwei Wochen vor der Menstruation können mit PMS verbundene Kopfschmerzen und Reizbarkeit verstärken.
- Eine salzarme Ernährung kann die Anstauung von Gewebsflüssigkeit reduzieren.
- Hohe Dosen Magnesium können die PMS-Symptome lindern: magnesiumreiche Nahrungsmittel sind Samen, Nüsse, Vollkorn und Gemüse.
- Eisenmangel ist bei Frauen mit starken Monatsblutungen besonders wahrscheinlich. Sie sollten Nahrungsmittel essen, die reichlich Eisen enthalten (mageres Fleisch, Leber, Rosinen, Muscheln, dunkelgrünes Blattgemüse), um das mit der Monatsblutung verlorengehende Eisen zu ersetzen.

Mikronährstoffe

Nährstoff	Empfohlene Tagesdosis	Kommentar
Gamma-Linolen-säure	In Form von 2-4 g Nachtkerzenöl (EPO)	Kann PMS-Symptome lindern.
Omega-3-Fettsäuren	EPS in Form von 1-3 g Fischöl	Kann schmerzhafte Menstruationskrämpfe lindern.
Vitamin E	400 mg	Kann die Empfindlichkeit der Brüste und Menstruationskrämpfe lindern.
Vitamin C mit Bioflavonoiden	100-250 mg Vitamin C mit einem Bioflavonoid-Komplex	Kann starke Monatsblutungen reduzieren.
Vitamin B6 und Magnesium	50-100 mg Vitamin B6, 400 mg Magnesium	Geringfügiger Mangel kann Symptome verschlimmern. Supplemente können nervöse Spannung, Schmerzen in den Brüsten und Gewichtszunahme vermindern. Mildert Menstruationskrämpfe.

Ernährung

- Eine Ernährung, die viel Fett, besonders gesättigtes Fett tierischen Ursprungs (Fleisch, Eier, Milchprodukte), enthält, kann eine Vergrößerung der Prostata fördern und das Prostatakrebs-Risiko erhöhen.
- Eine Ernährung mit reichlich Obst und Gemüse, besonders solchen, die reich an Lycopen sind (einem Carotinoid, das in großen Mengen in Tomaten vorkommt), reduziert das Risiko einer Prostatavergrößerung und von Prostatakrebs. Die Überaktivität von Prostaglandinen in der Vorsteherdrüse kann zu einer Vergrößerung beitragen.
- Das Ersetzen der gesättigten Fette in der Ernährung durch hochwertige, kaltgepreßte Pflanzenöle und der Verzehr von frischem Fisch 2-3mal/Woche liefert wichtige essentielle, mehrfach ungesättigte Fettsäuren. Die essentiellen Fettsäuren und ihre Metaboliten – Gamma-Linolensäure, EPS und DHS – können die Aktivität dieser Prostaglandine mindern, eine Prostatavergrößerung reduzieren und die Symptome lindern.

Mikronährstoffe

Nährstoff	Empfohlene Tagesdosis	Kommentar
Essentielle Fettsäuren	Gamma-Linolensäure in Form von 2-4 g Nachtkerzenöl (EPO); 1-3 g EPS und DHS in Form von Fischölkapseln	Kann die Drüse verkleinern und die Symptome lindern.

Nährstoff	Empfohlene Tagesdosis	Kommentar
Aminosäuren	Kombination aus drei Aminosäuren: L-Glycin, L-Alanin und L-Glutaminsäure; je 500 mg/Tag	Kann die Drüse verkleinern und Beschwerden lindern.
Vitamin E	200-400 mg	Supplemente können das Risiko einer Prostatavergrößerung und von Prostatakrebs senken.
Zink	30-60 mg	Eine Beeinträchtigung des Zinkhaushaltes in der Prostata kann zu einer Vergrößerung beitragen. Supplemente können die Drüse verkleinern und Beschwerden lindern.

63 Psoriasis

Ernährung

In der Haut von Psoriasiskranken ist der Stoffwechsel der essentiellen Fettsäuren gestört. Die Produktion von EPS und DHS, den Omega-3-Fettsäuren, die aus der Linolensäure (S. 113) in der Nahrung gewonnen werden, ist beeinträchtigt. Die Hautsynthese von GLS aus Linolsäure ist ebenfalls abnormal.

- Zur Versorgung mit reichlich mehrfach ungesättigten Fettsäuren ist der regelmäßige Verzehr von hochwertigen, kaltgepreßten Nuß- und Samenölen von großer Bedeutung.
- Die Ernährung sollte auch wenig gesättigtes und gehärtetes Fett enthalten.
- Eine vegetarische Diät kann bei manchen Betroffenen die Psoriasis drastisch verbessern; solch eine Ernährung ist in der Regel arm an Protein (Protein kann den Zustand verschlimmern) und reich an essentiellen Fettsäuren.
- Da Nahrungsmittel-Unverträglichkeiten Psoriasis begünstigen können, sollten sie festgestellt werden – manchen Menschen ist mit einer sorgfältigen Eliminationsdiät entscheidend zu helfen.
- Alkohol kann bei manchen Betroffenen Psoriasis verschlimmern.

Mikronährstoffe

Nährstoff	Empfohlene Tagesdosis	Kommentar
Omega-3-Fettsäuren	In Form von Fischölkapseln, 1-1,5 g EPS und DHS	Kann Proliferation und Entzündung reduzieren. EPS-haltige Hautsalben können direkt auf die betroffenen Stellen angewendet werden. Zusammen mit mindestens 100 IE Vitamin E einnehmen.
Vitamine A und D	8 mg Vitamin A und 20 µg Vitamin D	Die Vitamine A und D spielen eine entscheidende Rolle bei der Steuerung und Kontrolle des Zellwachstums der Haut. Supplemente können Psoriasis beheben. Calcitrol, die aktive Form des Vitamin D3, ist bei oraler und lokaler Anwendung wirksam. Hautsalben, die Vitamin A und D enthalten, können direkt auf die Psoriasisbeläge aufgetragen werden. Hohe Dosen Vitamin A sollten nur unter ärztlicher Kontrolle eingenommen werden.
Selen und Zink	200 µg Selen, 50 mg Zink	Psoriasis-Patienten haben oft einen niedrigen Selenspiegel im Blut. Zink- und Selensupplemente können Hautentzündung, Juckreiz und Rötung lindern. Diese Nährstoffe können auch wirksam sein, wenn sie örtlich angewendet werden, in Form von Selensulfid- oder Zinkoxid-Salben.

Ernährung

- Rauchen kann den LDL-Cholesterinspiegel im Blut erhöhen und zugleich Oxidationsschäden am Cholesterin verstärken, das Risiko von Herzinfarkten oder Schlaganfällen ist deutlich höher. RaucherInnen sollten den Verzehr von gesättigtem und gehärtetem Fett möglichst gering halten, um so den Cholesterinspiegel im Blut zu kontrollieren.
- Bei RaucherInnen sind Stoffwechsel und Abbau von Vitamin C signifikant erhöht (eine Packung Zigaretten verbraucht etwa 300 mg Vitamin C aus dem Körperspeicher). Sie sollten zur Erhaltung des Vitamin-C-Spiegels mehr als die doppelte Menge dessen aufnehmen, was ein Nichtraucher braucht. Chronischer Vitamin-C-Mangel führt zu Zahnfleischbluten, frühzeitiger Hautalterung und kann die Anfälligkeit des LDL-Cholesterin gegen oxidative Schäden erhöhen.
- Rauchen beeinträchtigt auch den Stoffwechsel von Vitamin A, Folsäure und Vitamin B12. Ein schlechter Folsäure- und Vitamin-B12-Status steigert bei RaucherInnen das bereits hohe Lungenkrebsrisiko.
- Rauchen beeinträchtigt die Umwandlung von Vitamin B6 in seine aktive Form.
- Rauchen steigert den Kalziumverlust in den Knochen und kann so das Osteoporoserisiko deutlich erhöhen.

Mikronährstoffe

Zur Einschränkung der Gefahren des Rauchens

Nährstoff	Empfohlene Tagesdosis	Kommentar
Vitamin C	500 mg	Rauchen baut die Körperreserven an Vitamin C rasch ab. Kann oxidative Schäden und den Verlust der Atemfunktion reduzieren.
Antioxidanzien-Präparat	Mit reichlich Vitamin A, C, E (mindestens 100 mg), Zink und Selen.	Zigarettenrauch ist ein starkes Oxidans, das weitläufige Zellschäden verursachen kann. Es kann Atherosklerose und andere degenerative Veränderungen in Haut, Lunge und anderen Organen verursachen. Es besteht bei RaucherInnen ein erhöhter Bedarf an Vitamin E; Supplemente können oxidative Schäden reduzieren.
Vitamin-B-Komplex	Gesamtkomplex mit 0,4-0,8 mg Folsäure und 25-50 µg Vitamin B12	Folsäure- und Vitamin-B12-Supplemente können die Schwere kanzeröser Veränderungen in der Lunge von RaucherInnen mildern.

65 Reflux-Ösophagitis (Sodbrennen)

Ernährung

- Fettige Mahlzeiten verlangsamen die Entleerung des Magens und können den Reflux verschlimmern.
- Große Mahlzeiten dehnen den Magen aus und können diese Beschwerden hervorrufen, man sollte statt dessen mehrere kleinere Mahlzeiten am Tag zu sich nehmen.
- Bei manchen Menschen verstärken stark gewürzte und scharfe Speisen die Symptome.
- Legen Sie sich nicht nach dem Essen hin (die Schwerkraft sorgt dafür, daß die Säure im Magen bleibt).
- Falls das Sodbrennen nachts auftritt, kann man die Symptome mildern, indem man auf Kissen gestützt, leicht aufgerichtet schläft.
- Übergewicht verstärkt die Symptome aufgrund eines erhöhten intraabdominalen Drucks, der den Mageninhalt in die Speiseröhre zurückpressen kann.

Lebensmittel, die am häufigsten Sodbrennen verursachen

- Alkohol
- Fettreiche Mahlzeiten
- Kaffee, schwarzer Tee
- Pfefferminze
- Scharfe Speisen (Chili, Zwiebeln)

- Schokolade
- Tomaten
- Zitrusfrüchte und Grapefruit

Mikronährstoffe

Befolgen Sie die Empfehlungen im Abschnitt „Magengeschwür“ (S. 218).

Reizdarm (Colon irritabile)

Ernährung

Es gibt mehrere Gründe für einen Reizdarm. Zu den auslösenden Faktoren gehören:

- Eine Ernährung, die zu wenig oder zu viele Nahrungsfasern enthält, kann die Symptome verschlimmern. Eine ausgeglichene Versorgung mit Nahrungsfasern durch Verzehr von Vollkornprodukten, Gemüsen, Obst und Hülsenfrüchten kann wohltuend wirken.
- Zuckerempfindlichkeit
  Die Störung kann auf den Verzehr von Saccharose, Fructose oder Sorbitol (einem Zuckeralkohol, der in kalorienreduzierten Süßigkeiten und Kaugummis verwendet wird) zurückzuführen sein.
- Laktoseintoleranz
  Der Spiegel des Enzyms, das zur Milchzuckerverdauung gebraucht wird, nimmt im Alter ab. Bei Menschen, die an Laktoseintoleranz leiden, kommt es nach dem Verzehr von Milchprodukten zu Bauchschmerzen und Blähungen. Kleine Mengen Butter, Joghurt und gereiften Käses werden oft besser vertragen.
- Bei manchen Menschen wird die Störung durch fettreiche Nahrungsmittel ausgelöst, die Darmbeschwerden und Krämpfe hervorrufen können.
- Nahrungsmittel-Unverträglichkeiten sind eine verbreitete Ursache. Zu den häufigsten Auslösern

gehören Milch und Milchprodukte, Getreide (Weizen und Mais), Zitrusfrüchte und Kaffee sowie Lebensmittelzusätze (Farb- und Geschmacksstoffe).

- Beeinträchtigung der Darmflora und übermäßiges Wachstum gasproduzierender Bakterien. Dies kann als Folge einer faserarmen Ernährung oder eines chronischen Einsatzes von Breitbandantibiotika auftreten. Der Verzehr von Joghurt, der Lactobacillus-Bakterien enthält, kann die Zahl solcher Bakterien im Darm reduzieren und wohltuend wirken.

Mikronährstoffe

Nährstoff	Empfohlene Tagesdosis	Kommentar
Zink und Magnesium	30 mg Zink, 400 mg Magnesium	Kann Krämpfe und Unbehagen lindern.
Vitamin-B-Komplex	Ausgewogenes Supplement mit mindestens 25 mg Thiamin, Riboflavin und Vitamin B6 sowie 0,4 mg Folsäure	Verbessert die Peristaltik und die Funktion der weichen Darmmuskulatur.

67 Rheumatoide Arthritis

Ernährung

- Nahrungsmittel-Unverträglichkeiten sind bei rheumatoider Arthritis (RA) häufig. Menschen mit RA sollten mittels einer Eliminationsdiät (S. 212) feststellen, ob Nahrungsmittel-Unverträglichkeiten vorliegen. Die Identifikation und Vermeidung der betreffenden Nahrungsmittel kann eine drastische Verbesserung in Symptomen und Gelenkfunktion herbeiführen.
- Aspirin und andere nicht-steroidhaltige, entzündungshemmende Medikamente schädigen die gastrointestinalen Schleimhäute und erhöhen so die Fähigkeit von Allergenen, in den Blutstrom zu gelangen. Dadurch werden Nahrungsmittel-Unverträglichkeiten verstärkt, die häufig zu einer RA beitragen.
- Eine Ernährung, die reich an essentiellen, mehrfach ungesättigten Fetten und arm an gesättigtem Fett ist, kann die Produktion von entzündungshemmenden Prostaglandinen und Leukotrienen im Gewebe fördern, welche Schmerzen und Schwellungen lindern.
- 2-3mal pro Woche sollte Fisch gegessen werden, um die Versorgung mit Omega-3-Fettsäuren zur Linderung der Entzündung zu gewährleisten.
- Bei manchen Betroffenen kann eine halb-vegetarische Ernährung (welche Fisch einschließt, aber weder Fleisch noch Milch oder Eier enthält) die Entzündung merklich reduzieren und das Fortschreiten von RA verlangsamen.

In fortgeschrittenen Stadien von RA ist die Nährstoffresorption (aufgrund einer Autoimmunreaktion im Verdauungstrakt) beeinträchtigt, weshalb Nährstoffmängel – besonders an den B-Vitaminen und mineralischen Spurenelementen – durchaus verbreitet sind.

Mikronährstoffe

Nährstoff	Empfohlene Tagesdosis	Kommentar
Omega-3-Fettsäuren	2-3 g EPS (in Form von Fischölkapseln)	Vermindert Entzündungen und kann Steifheit und Schmerzen vermindern. Unterstützt die Heilung der geschädigten Synovia.
Vitamin C	1-2 g	Schützt vor oxidativen Schäden und verbessert die Immunfunktion. Kann die Neubildung von Knorpelgewebe fördern und den Heilungsprozeß beschleunigen.
Pantothensäure	0,5-2 g (in Form von Kalziumpantothenat)	Mit 0,5 g/Tag beginnen und schrittweise erhöhen bis eine Besserung eintritt. Kann Schmerzen, Steifheit und Behinderung reduzieren.
L-Histidin	0,5-1,5 g	Histidin kann Schmerzen und Steifheit vermindern.
Vitamin E	400-800 mg	Schützt vor oxidativen Schäden, reduziert Entzündungen und kann Schmerzen wirksam lindern.
Multimineralpräparat	Hochdosiertes Präparat mit 2-6 mg Kupfer, 15-30 mg Zink und 100-200 µg Selen	Kupfer stimuliert das Enzym Superoxiddismutase (SOD), welches oxidative Schäden, Steifheit und Schmerzen vermindern kann. Zink und Selen können Entzündungen reduzieren und die Symptome lindern.

Ernährung

- In seltenen Fällen können Lebensmittelallergien (z.B. eine Gluten-Empfindlichkeit) heftige Reaktionen im Gehirn und Schizophrenie-Symptome auslösen. Eliminationsdiäten können die betreffenden Nahrungsmittel ermitteln, welche dann vermieden werden können (S. 212).
- Weil sie sich häufig schlecht ernähren, sind Schizophrene einem höheren Nährstoffmangel-Risiko ausgesetzt, was wiederum die Symptome verschlimmern kann.
- Lebensmittelzusätze, künstliche Geschmacks-, Farb- und Konservierungsstoffe sollten vermieden werden, denn Empfindlichkeiten auf diese Substanzen können die Symptome verschlimmern.

Mikronährstoffe

Nährstoff	Empfohlene Tagesdosis	Kommentar
Niacinamid	Man beginnt mit 500 mg und erhöht im Laufe einiger Wochen auf 3-6 g.	Niacinamid kann die Überproduktion bestimmter halluzinogener Nebenprodukte verhindern, die im Gehirn beim Aufbau von Neurotransmittern anfallen.

Nährstoff	Empfohlene Tagesdosis	Kommentar
Vitamin C und Vitamin B12	Vitamin C: man beginnt mit 500 mg und erhöht im Laufe einiger Wochen auf 4-6 g/Tag; Vitamin B12: 1 mg/Woche via intramuskuläre Injektion	Kann bei einer bestimmten Form der Schizophrenie, die durch Hyperaktivität, Übererregbarkeit, Paranoia und Halluzinationen gekennzeichnet ist, vorteilhaft sein.
Vitamin B6 und Zink und Mangan	500 mg-1 g Vitamin B6; 50-100 mg Zink; 10-20 mg Mangan	Kann bei einer bestimmten Form von Schizophrenie vorteilhaft sein, die durch gestörten Stoffwechsel von Vitamin B6, Zink und Mangan gekennzeichnet ist. Bei dieser Art von Schizophrenie werden über den Urin große Mengen des abnormalen Stoffwechselprodukts Kryptopyrrol ausgeschieden.
Vitamin-B-Komplex	Mit mindestens 50 mg Thiamin, Niacin und Vitamin B6 sowie 0,4 mg Folsäure	Die Ernährung von Schizophrenen kann u.U. zu wenig B-Vitamine liefern. Mängel an Thiamin, Niacin, B6 und Folsäure können die Symptome verschlimmern.
Folsäure	1-5 mg	Kann bei bestimmten Formen der Schizophrenie vorteilhaft sein, die durch Unter-Methylation im Gehirn gekennzeichnet ist.

69 Schlafstörungen

Ernährung

- Die Aminosäure Tryptophan ist eine Vorläuferstoff für die Serotoninsynthese im Gehirn (Serotonin ist ein Neurotransmitter, der den Schlaf herbeiführt). Ein tryptophanreiches Abendessen (zusammen mit einer kleinen Menge Kohlenhydrate) kann die Schlafqualität verbessern. Kohlenhydrate regen die Produktion von Insulin an, welches dazu neigt, die Aufnahme von Tryptophan ins Gehirn zu steigern.
- Obwohl Alkohol eine sedative Wirkung hat, die das Einschlafen erleichtern kann, verursacht starker Alkoholkonsum häufig einen leichten, unruhigen Schlaf und nächtliches Erwachen.
- Ein Glas warme Milch ist als Schlummertrunk besser geeignet. Milch ist reich an Tryptophan und Kalzium, die beide beruhigend wirken und die Schlafqualität verbessern können.
- In den sechs Stunden vor dem Schlafengehen sollte man auf Kaffee, Tee und Cola-Getränke verzichten und den Konsum auch tagsüber auf ein Minimum beschränken.
- Manche Menschen reagieren empfindlich auf natürliche anregende Stoffe, die in reifen Käsesorten, Speck, Schinken, Wurst, Sauerkraut, Auberginen, Spinat und Tomaten enthalten sind. Diese Nahrungsmittel können zu Schlafstörungen beitragen, wenn sie am Abend verzehrt werden.
- Niedrige nächtliche Blutzuckerwerte können häufiges oder frühes Erwachen hervorrufen und auf eine reaktive Hypoglykämie (S. 193) hinweisen.

Nahrungsmittel mit einem günstigen Tryptophan-/Protein-Verhältnis

- Walnüsse
- Sojabohnen und Sojaprodukte
- Bananen
- Milch und Milchprodukte
- Eier
- Fisch

Mikronährstoffe

Nährstoff	Empfohlene Tagesdosis	Kommentar
Melatonin	1-5 mg 30-60 Minuten vor dem Schlafengehen	Besonders wirksam bei Menschen über 50 mit chronischen Schlafstörungen
Tryptophan	1-3 g 30 Minuten vor dem Schlafengehen	Verbessert das Schlafmuster.
Niacinamid	1 g 30 Minuten vor dem Schlafengehen	Beschleunigt das Einschlafen und kann Schlafqualität verbessern.
Kalzium	600 mg 30 Minuten vor dem Schlafengehen	Hat beruhigende Wirkung und kann die Schlafqualität verbessern.

Ernährung

Die wichtigsten Feuchtigkeitslieferanten für die Haut sind die natürlichen Hautfette – sie halten Wasser in der Haut zurück, bilden eine Barriere gegen allzu große Wasserverluste und halten unsere Haut feucht. Da diese natürlichen Hautfette mit Hilfe von Vorläuferstoffen aus der Nahrung synthetisiert werden, haben Form und Qualität der Fettsäuren in unserer Ernährung einen großen Einfluß auf die Hautgesundheit.

- Der Verzehr von zu viel gesättigtem (aus Fleisch, Milch und Eiern) und zu wenig mehrfach ungesättigtem Fett (aus Pflanzen, Fisch, Nüssen und Samen) schafft ein Ungleichgewicht, das die Synthese von Hautfetten beeinträchtigt. Zur Erhaltung der Feuchtigkeit unserer Haut sollten qualitativ hochwertiges, kaltgepreßtes Pflanzenöl und Fisch einen wesentlichen Bestandteil der Ernährung bilden. Man verzehre 2-3 Teelöffel kaltgepreßtes Sesam-, Maiskeim-, Sonnenblumen- oder Färberdistelöl pro Tag.
- Einen Ernährungsschwerpunkt sollten auch Nahrungsmittel bilden, die reich an Vitamin A, E, C und Zink sind. Stoffwechselprodukte aus Linolsäure und Linolensäure sind eine zentraler Bestandteil der natürlichen Hautfette.
- Besonders wichtig ist die Gamma-Linolensäure (GLS), eine Fettsäure, die in kleinen Mengen aus der Linolsäure in der Nahrung synthetisiert werden kann. GLS ist in manchen Pflanzenölen reichlich vorhanden, darunter Borretsch- und Nacht-

kerzenöl (EPO). Da die Haut in Zeiten erhöhten Bedarfs – kalte, trockene Luft, Allergene, Alter, Ekzeme, Stress – die entsprechende Menge GLS nur schwer zu synthetisieren vermag, kann ein GLS-reiches EPO-Supplement von großem Nutzen sein.

- Zum Schutz und zur Erhaltung der natürlichen Hautfette sind reichlich Vitamin E und Beta-Carotin unerläßlich.

Mikronährstoffe

Nährstoff	Empfohlene Tagesdosis	Kommentar
Gamma-Linolensäure (GLS)	In Form von 2-4 g Nachtkerzenöl (EPO)	Hilft, die natürliche Feuchtigkeitsbarriere der Haut zu erhalten.
Vitamin E	100 mg	Schützt die Hautfette vor oxidativen Schäden.
Vitamin A	1 mg	Unterstützt die Zellerneuerung und das gesunde Wachstum der Haut.

71 Übergewicht

Ernährung

Eine fettreiche Ernährung erhöht die Gefahr der Gewichtszunahme. Während Protein und Kohlenhydrate jeweils 4 kcal Energie/g enthalten, enthält Fett mehr als das Doppelte – 9 kcal/g. Darüber hinaus können Fette aus Nahrungsmittteln direkt als Körperfett eingelagert werden, während Protein und Kohlenhydrate erst in Fett umgewandelt werden müssen, bevor sie eingelagert werden können. Dies ist ein komplexerer Vorgang, der Energie erfordert und weniger effizient ist. Um eine Reduktion des Körperfetts um 1/2 kg pro Woche zu erreichen, muß ein Mensch im Durchschnitt die Energiezufuhr um 500 kcal pro Tag verringern. Eine Reduktion der Energiezufuhr auf 1000 bis 1500 kcal pro Tag führt, insbesondere in Verbindung mit maßvoller körperlicher Betätigung, zu einer langsamen aber stetigen Gewichtsabnahme.

Nahrungsfasern liefern unverdauliche Ballaststoffe, so daß faserreiche Lebensmittel bei reduzierter Kalorienzufuhr das Gefühl der Sättigung herbeiführen und damit den Gewichtsverlust fördern.

Obst, Gemüse, Vollkorn und Hülsenfrüchte sind ballaststoffreiche Nahrungsmittel und sollten Bestandteil einer Reduktionsdiät sein.

Alkoholische Getränke (Bier, Wein und Spirituosen) sind sehr kalorienreich; z.B. enthält ein mittleres Glas trockenen Weines etwa 120 kcal.

Das folgende Programm führt zu einem auf gesunde Weise erzielten Gewichtsverlust (von etwa 0,5-1 kg Körperfett pro Woche.)

- Die Ernähurng sollte zusammengesetzt sein aus: wenig Fett (weniger als 20 g/Tag) und wenig Kalorien (etwa 1000 kcal/Tag)
  $^1/_3$ der Kalorien aus hochwertigem Protein (Magermilchprodukte, Eier, Fisch)
  $^1/_2$ der Kalorien aus Kohlenhydraten (Vollkorn, Obst, Gemüse, Erbsen und Bohnen)
- Verbunden mit 30-45 Minuten aerober Sportarten (Gehen, Joggen, Schwimmen) mindestens 3-4mal/Woche.

Mikronährstoffe

Nährstoff	Empfohlene Tagesdosis	Kommentar
Nahrungsfasern	2-4 g zu jeder Mahlzeit	Steigert das Sättigungsgefühl und mindert die Kalorienaufnahme. Mit reichlich Flüssigkeit einnehmen.
Chrom	200-400 µg	Chrom trägt zur Aufrechterhaltung der Muskelmasse während einer Abmagerungskur bei.
Multivitamin-/Mineral-supplement	Ausgewogene Zusammen-stellung	Garantiert ausreichende Versorgung mit Mikronährstoffen in Zeiten verminderter Nahrungsaufnahme.

Ernährung

Verstopfung und Divertikulose sind sog. „Zivilisationskrankheiten“ – sie treten in den Industrieländern mit nahezu epidemischer Häufigkeit auf: dort leidet ein Fünftel der erwachsenen Bevölkerung an chronischer Verstopfung, an Divertikulose etwa ein Drittel aller Menschen über 65.

Primäre Ursache für Verstopfung und Divertikulose ist die stark raffinierte und industriell verarbeitete Ernährung mit geringem Gehalt an Nahrungsfasern. Nahrungsfasern gelangen unversehrt in den Darmtrakt und absorbieren dort Wasser – dabei vergrößern sie das Volumen des Stuhls und weichen ihn auf. Dies regt die Darmperistaltik an, welche den Stuhl schneller voranschiebt.

Nahrungsfasern sind in großen Mengen in Vollkorn, Mais, Gemüse, Obst (getrocknete Pflaumen, Äpfel, Rosinen und Feigen), Samen und Hülsenfrüchten enthalten. Die vermehrte Aufnahme solcher Nahrungsmittel macht den Stuhl weich und kann so Verstopfung häufig beseitigen. Fasersupplemente, wie z.B. Mais- oder Weizenkleie, können ebenfalls hilfreich sein. Da jedoch große Mengen an Nahrungsfasern zu Blähungen und Leibschmerzen führen können, sollte die Menge der aufgenommenen Fasern über mehrere Wochen hinweg langsam gesteigert werden, je nach Verträglichkeit. Dabei muß für reichlich Flüssigkeitszufuhr (8-10 große Gläser täglich) gesorgt werden. Manche Menschen reagieren auf hochdosierte Kalziumsupplemente (>2 g/Tag) mit Verstopfung.

Mikronährstoffe

Nährstoff	Empfohlene Tagesdosis	Kommentar
Vitamin C	250 mg-2 g	Zieht Wasser in den Darm und macht den Stuhl weich. Man beginnt mit 250 mg und steigert allmählich, bis sich die Verstopfung bessert. Morgens nach dem Aufstehen als Einzeldosis einnehmen.
Pantothen-säure	250 mg	Kann die Darmtätigkeit anregen und Verstopfung mildern.
Vitamin-B-Komplex	Hochdosiert mit 0,4-0,8 mg Fol-säure	Folsäuremangel kann Verstopfung verschlimmern.

73 Zellulitis

Ernährung

Übergewicht vergrößert die Fettpolster unter der Haut und erhöht das Risiko, daß sich eine Zellulitis entwickelt.

- Regelmäßige sportliche Betätigung und ein normales Körpergewicht können zur Verhütung von Zellulitis beitragen. Allerdings sind sog. „Blitzdiäten" zur raschen Reduktion von Körpergewicht häufig arm an Protein und wichtigen Mikronährstoffen und können die Zellulitis sogar verschlimmern. Die Gewichtsabnahme sollte daher stetig und Schritt für Schritt geschehen.
- Der tägliche Verzehr von Nahrungsmitteln, die reich an Vitamin C, Zink, Kupfer und qualitativ hochstehendem Protein sind, liefern Nährstoffe, die das elastische Bindegewebe in der Haut stark und funktionstüchtig halten.

Mikronährstoffe

Nährstoff	Empfohlene Tagesdosis	Kommentar
Vitamin C	500 mg-1 g, vorzugsweise als Komplex mit Bioflavonoiden	Hält das Bindegwebe und das elastische Gewebe in und unter der Haut stark. Verbessert die Zirkulation von Blut und interzellulärer Flüssigkeit.
Vitamin E	100-200 mg	Verbessert die Zirkulation von Blut und Lymphe in den subkutanen Geweben.

Nährstoff	Empfohlene Tagesdosis	Kommentar
Multimineral-supplement	Mit 2-4 mg Kupfer und 10-15 mg Zink	Kupfer und Zink erhalten das Bindegewebe und das elastische Gewebe in und unter der Haut stark und funktionstüchtig. Kupfer kann die Zirkulation von Blut und interzellulärer Flüssigkeit verbessern.

Ernährung

Gesunde Ernährung kann das Risiko einer Zervixdysplasie (ein abnormaler Abstrich) senken, und Mikronährstoffsupplemente können die Rückbildung dysplastischer in normale Zellen unterstützen.

Eine fettreiche Ernährung (besonders bei hohem Gehalt an gesättigten Fetten aus Fleisch und Vollmilchprodukten) erhöht das Risiko einer Zervixdysplasie (ZD), wohingegen der reichliche Verzehr von frischem Obst und Gemüse einen wirksamen Schutz bietet, was vermutlich auf den hohen Gehalt an Vitamin C, Carotinen und Fasern zurückzuführen ist.

Mikronährstoffe

Nährstoff	Empfohlene Tagesdosis	Kommentar
Vitamin-B-Komplex	Ausgewogen und vollständig, mit mindestens je 25 mg Riboflavin, Vitamin B6 und Pantothensäure und 25 µg Vitamin B12	Mangel an Riboflavin und den Vitaminen B6 und B12 erhöht das Risiko einer ZD. Erhält die Zellen der inneren Auskleidung von Scheide und Gebärmutter gesund.
Folsäure	5 mg für Frauen mit abnormalem Abstrich, der ZD ausweist; 0,4 mg zur Prävention	Kann Dysplasie zurückbilden. Sollte als Teil eines Vitamin-B-Komplexes eingenommen werden.
Vitamin A	3 mg für Frauen mit abnormalem Abstrich, der ZD ausweist; 0,8 mg zur Prävention	Unterstützt die Rückbildung der Dysplasie. Hohe Dosen Vitamin A sollten nur unter ärztlicher Aufsicht eingenommen werden.

Nährstoff	Empfohlene Tagesdosis	Kommentar
Antioxidanzien-Präparat	Sollte reichlich Beta-Carotin, Vitamin E und Vitamin C sowie Selen enthalten (siehe S. 121 Einnahmeempfehlungen)	Kann Zervixdysplasie zurückbilden. Mangelhafte Versorgung mit Antioxidanzien erhöht das Risiko einer ZD.

Anhang

Nährstoff-Nährstoff-Interaktionen

Die Vitamine

Vitamine	Nährstoffe	Interaktion
Folsäure	Niacin	Niacinmangel vermindert die Aktivierung der Folsäure.
	Vitamin B12	Vitamin-B12-Mangel beeinträchtigt die Folsäureutilisation und den Folsäurestoffwechsel.
	Vitamin C	Hält die Folsäurespeicher im Körper aufrecht, indem es Folsäure in der reduzierten Form erhält und die renale Folsäureausscheidung vermindert.
Pantothensäure	Vitamin D	Pantothensäure ist wichtig für die Synthese von Vitamin-D-Vorläuferstoffen.
Vitamin A	Vitamin E	Ausreichende Versorgung mit Vitamin E fördert Resorption, Einlagerung und Utilisation von Vitamin A. Vitamin E kann auch die toxische Wirkung von hohen Vitamin-A-Dosen vermindern.
	Zink	Zinkmangel beeinträchtigt den Stoffwechsel und die Utilisation von Vitamin A.
Thiamin (Vitamin B1)	Folsäure	Folsäuremangel vermindert die Thiaminresorption.
	Magnesium	Magnesiummangel beeinträchtigt die Umwandlung von Thiamin in Thiamin-Pyrophosphat (die aktive Form des Thiamin).
	Vitamin C	Schützt Thiamin vor Deaktivierung im Darmtrakt durch Polyphenole.
Riboflavin (Vitamin B2)	Niacin	Niacin ist wichtig für die Aktivierung von Riboflavin.

Vitamine	Nährstoffe	Interaktion
Niacin (Vitamin B3)	Tryptophan	Vorläuferstoff in der Niacinsynthese.
	Riboflavin	Wichtiger Faktor in der Synthese von Niacin aus Trytophan; Riboflavinmangel beeinträchtigt die Niacinsynthese.
	Vitamin B6	Wichtiger Faktor in der Synthese von Niacin aus Trytophan; Vitamin-B6-Mangel beeinträchtigt die Niacinsynthese.
Vitamin B6	Riboflavin	Hat Anteil an der Umwandlung von Vitamin B6 in seine aktiven Formen.
	Niacin	Niacin ist wichtig für die Aktivierung von Vitamin B6.
	Zink	Wichtig für die Umwandlung von Vitamin B6 in seine aktiven Formen.
Vitamin B12	Kalium (Chlorid)	Retardformen von KCl-Tabletten vermindern Vitamin-B12-Resorption.
Vitamin C	Bioflavonoide	Bioflavonoide fördern Resorption und Retention.
Vitamin D	Kalzium	Hypokalzämie stimuliert die Umwandlung von Vitamin D in aktive Formen; Hyperkalzämie behindert die Vitamin-D-Aktivierung.
	Magnesium	Magnesiummangel stört Vitamin-D-Aktivität.
	Phosphor	Hypophosphatämie stimuliert die Umwandlung von Vitamin D in aktive Formen; Hyperphosphatämie stört Aktivierung von Vitamin D.
	Vitamin E	Vitamin-E-Mangel beeinträchtigt Stoffwechsel.

Vitamine	Nährstoffe	Interaktion
Vitamin E	Mehrfach ungesättigte Fettsäuren	Erhöhte Zufuhr von mehrfach ungesättigten Fettsäuren erhöht den Vitamin-E-Bedarf.
	Selen	Schlechter Selenstatus erhöht den Vitamin-E-Bedarf.
	Vitamin C	Vitamin C reduziert oxidiertes Tocopherol wieder zu aktivem Tocopherol, wobei die Vitamin-E-Speicher erhalten bleiben.
	Zink	Zinkmangel senkt den Vitamin-E-Spiegel im Blut.
Vitamin K	Kalzium	Hohe Kalziumdosen oder ein Verhältnis von Nahrungskalzium zu Phosphor von >2:1 kann den Vitamin-K-Status verschlechtern.
	Vitamin A	Hohe Dosen Vitamin A vermindern die Vitamin-K-Resorption.
	Vitamin E	Kann Resorption und Aktivität von Vitamin K beeinträchtigen.

Mineralstoffe und Spurenelemente

Mineralstoffe und Spurenelemente	Nährstoffe	Interaktion
Kalzium	Magnesium	Reduzierte Kalziumresorption, Magnesiummangel ruft Hypokalzämie hervor.
	Natrium	Erhöhte renale Kalziumausscheidung.
	Phosphor	Hohe Zufuhr von Phosphor (>2 g/Tag) erhöht die renale Ausscheidung von Kalzium.
	Protein	Hohe Zufuhr von Protein erhöht renale Ausscheidung von Kalzium.
	Vitamin D	Fördert Kalziumresorption und Freisetzung von Kalzium aus dem Knochengerüst; vermindert renale Ausscheidung von Kalzium.
	Zink	Hohe Zufuhr (>140 mg/Tag) vermindert Kalziumresorption, wenn Kalziumzufuhr niedrig ist.
Chrom	Eisen	Eisenmangel fördert Chromresorption. Wenn Blut-Transferrin mit Eisen gesättigt ist, werden Transport und Retention von Chrom vermindert.
	Kalzium	Hohe Dosen Kalziumkarbonat vermindern Chromresorption.
Kupfer	Eisen	Vermindert Kupferresorption.
	Kadmium	Beeinträchtigt Kupferresorption und -utilisation.
	Molybdän	Erhöhte renale Kupferausscheidung.
	Vitamin B6	Vitamin-B6-Mangel vermindert Kupferresorption.

Mineralstoffe und Spurenelemente	Nährstoffe	Interaktion
Kupfer	Vitamin C	Hohe Dosen Vitamin C vermindern Kupferresorption und den Ceruloplasminspiegel. Vitamin C kann die Utilisation von Kupfer im Gewebe anregen.
	Zink	Hohe Dosen Zink (>80 mg/Tag) vermindern Kupferresorption.
Eisen	Kalzium	Kalzium vermindert Resorption von Eisen.
	Kupfer	Kann Eisenresorption vermindern. Kupfermangel beeinträchtigt die Utilisation von Körpereisen.
	Mangan	Vermindert Eisenresorption.
	Riboflavin	Riboflavinmangel kann Eisenresorption vermindern und Retention von Eisen senken.
	Vitamin A	Vitamin-A-Mangel stört die Bereitstellung und die Utilisation von Körpereisen.
	Vitamin B6	Vitamin-B6-Mangel beeinträchtigt den Eisenstoffwechsel.
	Vitamin E	Vermindert Eisenresorption.
	Vitamin C	Erhöht Eisenresorption. Kehrt die Inhibition der Eisenresorption durch Phenole und Phytate um. Unterstützt die Eisenutilisation im Gewebe.
	Zink	Reduziert Eisenresorption.
Fluor	Kalzium	Vermindert Fluorresorption.

Mineralstoffe und Spurenelemente	Nährstoffe	Interaktion
Magnesium	Eisen	Vermindert Magnesiumresorption.
	Kalium	Erhöht renale Magnesiumausscheidung.
	Kalzium	Kann Magnesiumresorption vermindern. Hyperkalzämie erhöht die renale Magnesiumausscheidung, während Hypokalzämie die renale Magnesiumausscheidung vermindert.
	Mangan	Vermindert Magnesiumresorption.
	Natrium	Erhöht renale Magnesiumausscheidung.
	Phosphor	Reduziert Magnesiumresorption. Phosphatmangel erhöht die renale Magnesiumausscheidung.
	Vitamin B6	Erhöht den intrazellulären Magnesiumspiegel und die Utilisation von Magnesium.
	Vitamin E	Vitamin-E-Mangel kann den Magnesiumspiegel im Gewebe senken.
Mangan	Eisen	Vermindert Manganresorption und behindert die Utilisation von Mangan.
	Kalzium	Vermindert Manganresorption.
	Kupfer	Vermindert Manganresorption.
	Phosphat	Vermindert Manganresorption.
Molybdän	Kupfer	Hohe Dosen Kupfer kann den Molybdänmetabolismus stören.
Kalium	Magnesium	Magnesiummangel erhöht renale Kaliumausscheidung.

Mineralstoffe und Spurenelemente	Nährstoffe	Interaktion
Selen	Vitamin C	Vitamin-C-Mangel vermindert Selenutilisation. Hohe Dosen Vitamin C können die Resorption von anorganischem Selen (z.B. Natriumselenit) vermindern.
	Vitamin E	Vitamin-E-Mangel erhöht den Bedarf an Selen im Gewebe.
Zink	Cystein	Fördert Zinkresorption.
	Eisen	Bei einem Eisen-/Zink-Verhältnis in der Ernährung von >2:1 ist die Resorption von Zink beeinträchtigt.
	Folsäure	Vermindert Zinkresorption.
	Histidin	Fördert Zinkresorption.
	Kalzium	Hohe Dosen Kalzium vermindern die Zinkresorption.
	Kupfer	Vermindert Zinkresorption.
	Vitamin A	Fördert Zinkresorption
	Vitamin B6	Fördert Zinkresorption. Vitamin-B6-Mangel vermindert Zinkspiegel im Plasma.
	Vitamin E	Vitamin-E-Mangel vermindert Zinkspiegel im Plasma und kann die Auswirkungen eines Zinkmangels verschärfen.

Die Aminosäuren

Aminosäuren	Nährstoffe	Interaktion
Carnitin	Vitamin C	Vitamin-C-Mangel erhöht den Bedarf an Carnitin.
L-Tryptophan	Carbo-hydrate	Kohlenhydrate aus der Nahrung in Verbindung mit L-Tryptophansupplementen erhöhen den Tryptophanspiegel im Gehirn, da die Insulin-Sekretion in Reaktion auf die Kohlenhydrate den Transport kokurrierender Aminosäuren aus dem Blut fördert, und damit die Tryptophanaufnahme ins ZNS erhöht.
	Protein	Nahrungsprotein in Verbindung mit L-Tryptophansupplementen vermindert den Tryptophanspiegel im Gehirn, da Aminosäuren in der Nahrung mit dem Tryptophan um den Transport in das ZNS konkurrieren und die Aufnahme von L-Tryptophan vermindern.
	Vitamin B6	Hohe Dosen Vitamin B6 können den Tryptophanspiegel im Gehirn erhöhen.

Essentielle Fettsäuren

Essentielle Fettsäuren	Nährstoffe	Interaktion
Omega-6-Fettsäuren	Omega-3-Fettsäuren	Erhöhte Omega-3-Fettsäurezufuhr vermindert Utilisation von Omega-6-Fettsäuren.
	Vitamin E	Vitamin E unterstützt die Verminderung der Peroxidation von Omega-6-Fettsäuren im Gewebe.
Omega-3-Fettsäuren	Omega-6-Fettsäuren	Erhöhte Omega-6-Fettsäurezufuhr vermindert Utilisation von Omega-3-Fettsäuren.
	Vitamin E	Vitamin E unterstützt die Verminderung der Peroxidation von Omega-3-Fettsäuren im Gewebe.

Stichwortverzeichnis

1-N-Methyl-Nicotinamid (NMN) 37
2-N-Pyridon (2-N-P) 37
5-Deoxyadenosylcobalamin 43

A

Abstrich, abnormaler 276
Acetylcholin 22, 30, 118
Acetylcholinspiegel 183
Adenosylcobalamin 46
Adoleszenz 20
AIDS 44, 90, 119, 143
Akne 72, 93, 145, 214
Alanin-Transaminase-Index 41
Alkohol 158, 161, 165, 183, 193, 205, 236, 243, 254, 258, 266
Alkoholdehydrogenase 92
Alkoholgelüste 149
Alkoholkonsum 20, 22, 26, 30, 33, 39, 44, 47, 57, 64, 82, 85, 93, 118, 121, 147, 195, 197, 198, 210, 218, 250
Alkoholmißbrauch 147
Alpha-Tocopherol 54
Aluminium 224
Aluminiumtöpfen 228
Alzheimer 165
Alzheimer-Risiko 225
Amalgam 225
Aminosäuren 96
–, schwefelhaltige 87
Anämie 20, 23, 26, 31, 33, 40, 44, 54, 78, 151
–, perniziöse 43
Aneurysmen 79
Anfälle 17, 174
Anginapectoris-Symptome 207
Angst 153
Angstzustände 37, 107
Anorexie 44, 82, 93
Antazida 63, 75, 78, 84
–, aluminiumhaltige 224
Anti-Baby-Pillen 129
Antibiotika 19
Antikoagulanzien 56
Antikonvulsanzien 174
Antikörper 40
Antioxidans 32, 36, 43, 46, 54, 78, 84, 87, 89, 92, 99, 100, 107, 124
Antioxidanzien 121, 159, 205, 232, 246
Antioxidanzien-Präparat 162, 257, 277
Antioxidanzienpräparat 148, 187
Antioxidanzienschutz 138
Antithrombosemittel 54
Aphthen 154
Appetit 109

Appetitlosigkeit 64, 85
Appetitverlust 36
Arginin 96, 143, 199
Arrhythmien 84
–, kardiale 73
Arteriosklerose 114, 183, 204, 248
Arthralgien 23
Arthritis 212, 214, 225
–, rheumatische 47, 90, 93, 114, 121
Ascorbinsäure 46, 50
Ascorbinsäure-Belastungstest 49
Aspartam 174, 230
Aspartat 77, 84
Aspirin 63, 262
Asthma 155, 214
Atemfunktion 257
Auge 186
Autoabgase 222

B

B-Vitamine 177
Ballaststoffe 132
Bauchschmerzen 214
Beta-Carotin 24, 122
Beta-Tocopherol 54
Bindegewebe 99
Bioflavonoid-Komplex 185
Bioflavonoide 188, 208, 251, 282
Biotin 5, 17
Biotinzufuhr 18
Blähungen 36, 212
Blasensteinbildung 101
Blei 216, 222
Bleirohre 222
Blutdruck 38, 52
–, erhöhter 207
Blutgefäße 48
Blutgerinnung 57, 58, 75
Bluthochdruck 107, 114, 119, 147, 157, 165, 183, 222, 223, 227
Blutkoagulation 76
Blutungen, abnorme 20
Blutungsstörungen 118
Blutzucker 36
Blutzuckerkontrolle 170
Blutzuckerspiegel 118
Bor 244
Borretschöl 115, 117
Brusterkrankungen, fibrozystische 179
Brustkrebs 52, 161, 209

C

Cadmium 64
Carbonat 77
Carnitin 47, 97, 149, 207
Carnitinsynthese 102
Carotinoide 24, 123
Ceruloplasmin 78, 79
Cheilosis 33
Chelate 81, 86, 95
Chelatformen 77, 84
Chemikalien 99, 107, 121
Chili 205

Chlor 210
Cholecalciferol (Vitamin D3) 53
Cholesterin 22, 183, 204, 256
Cholesterinspiegel, erhöhter 206
Cholin 104, 118, 165, 184
Chrom 5, 60, 169, 170, 194, 271
–, hexavalentes 62
Chrom-GTF 62
Chromaspartat 62
Chromchlorid 62
Chrompicolinat 62
Citrat 77, 84
Coenzym Q10 122, 123, 124, 159, 207
Colitis ulcerosa 163
Colon irritabile 260
Cyanocobalamin 43
Cystein 87, 88, 99, 122
Cystin 101
Cytochromen 63

D

D,L-Phenylalanin 106
D-Carnitin 99
Darmbeschwerden 260
Darmentzündungen 78
Darmerkrankung, entzündliche 73, 90, 93, 122
–, chronische entzündliche 163
Darmflora 261
Darmkrebs 209
Darmkrebs-Risiko 210
Darmwände 101
Delta-Tocopherol 54
Demenz 87, 165
Dentalfluorose 69
Depression 20, 23, 31, 33, 37, 40, 48, 82, 93, 104, 112, 120, 167, 221, 223
Dermatitis 85, 93
DHS 116, 252, 254
Diabetes 25, 82, 93, 101, 186
Diabetes mellitus 122, 169
Diabetes Typ I 171
Diabetes Typ II 169
Diarrhoe 20, 39, 50, 73, 78, 81, 82, 87, 93, 97, 212, 214, 223
–, chronische 44
Diät, ketogene 174
–, lysinarme 97
–, vegetarische 254
Dickdarmkrebs 52
Diuretika 73, 82, 234
Divertikulose 272
DL-Carnitin 99
DNS 19, 36, 43, 211
Docosansäure (DHS) 113
Dopamin 39
Dopaminspiegel 107
Durchfall 29, 36

E

Eicosanoiden 113
Eicosansäure (EPS) 113
Eisen 5, 63, 152, 177, 216
Eisenfumarat 66
Eisengluconat 66
Eisenmangel 250
Eisenresorption 47
Eisensulfat 66
Eisensupplementation 85
Eisentransport 25
Ekzeme 172
Eliminationsdiät 172, 212
Energiezufuhr 270
Enkephalinen 105
Entzugserscheinungen 149
Enzyme, antioxidative 122
Eosinophilie-Myalgi-Syndrom (EMS) 110
Epilepsie 102, 174
Epileptiker 22, 118
Epinephrin 78, 104
EPS 116, 252, 254
Ergocalciferol (Vitamin D2) 53
Erkältung 176
Ermüdbarkeit 64
Ernährung, vegetarische 44, 51, 93, 169
Erschöpfung 177, 214
Eustachische Röhre 245

F

Farbstoffe, künstliche 191
Fehlgeburtenrate 70
Fertilität 27, 94
Fette, gehärtete 204
–, gesättigte 145, 161, 183, 209, 232, 248, 252, 262
–, ranzige 209
Fetteinlagerung 119
Fettmalabsorption 114, 119
Fettsäuren 97
–, essentielle 113, 132
–, gesättigte 254
–, (PUFAs), mehrfach ungesättigten 113
Fisch 205, 262
Fischölkapseln 117
Flavinadenindinucleotid (FAD) 34
Fleisch, eingelegtes 209
–, gegrilltes 209
–, gepökeltes 209
–, geräuchertes 209
Fleischwaren, nitrithaltige 210
Fluor 5, 67, 200, 201
Fluorsupplementation 200
Folsäure 5, 19, 129, 152, 165, 168, 183, 185, 206, 211, 239, 265, 276
Fötus 19
Frakturen 52

Fructose 200, 260
Frühgeburt 64
Frühstück 191, 217

G

Galaktose 186
Gallensäurefunktion 107
Gallensteine 181
Gamma-Aminobuttersäure (GABS) 101
Gamma-Linolensäure (GLS) 115, 146, 149, 150, 171, 179, 192, 221, 233, 246, 251, 252, 268, 269
Gamma-Tocopherol 54
Gastritis, atrophische 43, 63, 75
Gebärmutterkrebs 209
Geburtsfehler 20, 129
Geburtsschäden 239
Gedächtnisprobleme 214
Gedächtnisstörungen 30, 44, 119, 183, 225
Gefäßerkrankungen, periphere 248
Gehirn 107
Gelbfärbung 29
Gelenke 241
Gelenkfunktion 262
Gelenkschmerzen 241
Gerinnungsfaktoren 56
Gesamtthyroxin 71
Geschmacksstoffe 191
Getränke, alkoholische 370
Getreide, raffiniertes 81
Gewichtsreduktion 73, 93
Gewichtsverlust 20, 60, 270
Gewichtszunahme 270
Gichterkrankung 89
Gingivitis 185
Glatzenbildung 17
Glaukom 188
GLS (Gamma-Linolensäure) 172
Gluconat 77, 84
Glukose 17, 81, 101, 216
Glukoseintoleranz 79, 85
Glukosetoleranz 60, 170, 239
Glukosetoleranzfaktor (GTF) 169
Glutamin 101, 143, 149, 218
Glutathion 43, 99, 100, 122
Glutathionperoxidase 89, 122, 123
Glutathionperoxidase-spiegel 90
Glutathionreductase 32, 34, 122
Glutathionsynthese 101
Gluten-Empfindlichkeit 264
Glykämie-Index 193, 194
Grippe 176

H

Haarausfall 17, 29, 70, 88
Haarfarbe 23

Haarpigmentierungs-
störungen 79
Halluzinationen 37
Hämaturie 114
Hämochromatose (HH) 67
Hämoglobin 63
Handgelenke 202
Harnsäure 38, 89, 236
Harnsäureproduktion 87
Harnstoffproduktion 84
Harnstoffzyklus 96
Haut 25
–, Feuchtigkeitsbarriere
der 269
–, schuppige 114
–, trockene 268
Hautfette 268
Hautpigmentierungs-
störungen 79
HDL-Cholesterin 40,
60, 85
HDL-Cholesterinspiegel
147, 204
HDL-Cholesterinwerte 95,
220
Hefe, chromreiche 62
–, selenreiche 92
Helicobacter pylori 219
Herpes simplex 189
Herz-Kreislauf-
Erkrankungen 121
Herzerkrankungen 67
–, koronare 204
Herzinfarkt 147, 256
Herzinfarktrisiko 206, 220
Herzklopfen 31
Herzrhythmusstörungen
82
Histamin 78, 155, 215
Histaminspiegel 47
Hitzewallungen 221
HIV 143
HIV-Infektion 90, 119
Homocystein 19, 43, 87,
88, 105, 206
Homocysteingehalt im
Blut 20
Homocysteinspiegel 206
Hydroxycobalamin 43, 46
Hyperaktivität (ADHD)
191, 223
Hypercholesterinämie 79
Hyperkalämie 74
Hyperkalzämie 29, 53
Hyperlipidämie 186, 239
Hyperparathyreoidismus
77, 82
Hypersegmentierungs-
Index 21, 45
Hypoglykämie 57, 148,
153, 178, 183, 193,
230, 266
Hypokalzämie 82
Hypothyreose 25, 29, 70

I

Immunfunktion 114, 227
Immunkompetenz 47
Immunmodulation 89
Immunreaktion 92
Immunsystem 102, 121,
138, 195

Infektion 98, 195
Infektionsabwehr 245
Infektionsanfälligkeit 27, 94
Infektionsrisiko 52
Infertilität 55, 114, 119, 197
Ingwer 205
Insulin 57, 84, 92, 101, 266
Insulinsekretion 85
Insulinwirkung 60
Intelligenz 216, 223
Internationale Einheiten (IE) 24, 50
Isoflavonoiden 161
Isoleucin 111

J

Jod 5, 70, 180, 216
–, diatomisches 180
Jugendliche 134, 136

K

Kadmium 226
Kaffee 30, 177, 193, 258, 266
Kaffeekonsum 39
Kalium 5, 72, 158
Kaliumchlorid 74
Kaliumcitrat 74
Kaliumjodid 72
Kalzium 75, 77, 150, 158, 159, 185, 192, 201, 207, 210, 220, 221, 228, 231, 234, 236, 243, 244, 266, 267
Kalziumascorbat 50
Kalziumoxalat 40, 77
Kalziumpantothenat 24
Kalziumresorption 51
Kalziumverlust 256
Kardiomyopathie 90
Karies 67, 200
Karpaltunnelsyndrom 202
Kashin-Beck'sche Krankheit 90
Katalasen 122
Katarakt 48, 55, 121, 186
Kataraktbildung 33
Kelp (Meeresalge) 72
Keratin 48
Keshan-Krankheit 90
Kinder 134
Kindheit 20, 133
Knoblauch 205, 210
Knochen 81, 243
Knochenaufbau 57
Knochendichte 220
Knochengesundheit 139
Knochenproduktion 85
Knochenschwäche 225
Knorpelproduktion 85
Koffein 153, 167, 177, 188, 220, 230, 236, 243
Koffeinkonsum 197, 250
Kohlenhydrate 110
–, raffinierte 177, 178, 181, 193, 195, 208, 218, 248, 250

Koliken 212
Kollagen 30, 46, 78
Konjunktivitis 26, 203
Kontrazeptiva (Pille), orale 19, 30, 33, 39, 47, 129, 239
Konzentrationsfähigkeit 216
Konzentrationsprobleme 214
Konzentrationsschwäche 44, 225
Konzentrationsstörungen 148, 178
Konzeption 129
Kopfschmerzen 29, 37, 40, 107, 177, 212, 214, 223, 225
Körperfett 270
Körpertraining 60, 98
Krampfadern 208
Krämpfe 40, 212
Krebs 55, 121, 147, 209, 222
Krebsrisiko 90, 209, 223, 226, 227
Kryptopyrrol 265
Kupfer 5, 78, 81, 240
Kupfer-/Zink-Superoxid-dismutase 78, 92
Kupfersulfat 81

L

L-Alanın 253
L-Carnitin 99, 165
L-Cystein-Salz 100
L-Cystin 100
L-Dopa 246
L-Glutamin 164, 219
L-Glutamin-Salz 102
L-Glutaminsäure 253
L-Glycin 253
L-Histidin 263
L-Isoleucin-Salz 112
L-Leucin-Salz 112
L-Lysin-Salz 103
L-Methionin 247
L-Methionin-Salz 105
L-Phenylalanin 168
L-Phenylalanin-Salz 106
L-Tyrosin-Salz 106
L-Valin-Salz 112
Lactobacillus acidophilus 154
Lactobacillus-Bakterien 261
Laktat 235
Laktose 200
Laktoseintoleranz 230, 260
Laxanzien 82, 84, 234
LDL-Cholesterin 40, 60
LDL-Cholesterinspiegel 204, 220, 256
Lebensjahr, 3. 134
–, >4. 136
Lebensmittel-Unverträglichkeiten 155, 191, 212
Lebensmittelfarbstoffe 209
Lebensmittelzusätze 121
Leberdysfunktion 38

Leberentgiftung 97
Lebererkrankungen 30, 105, 147
Leberkrebsrisiko 119
Leberschaden 119
Leberstoffwechsel 118
Leistungsfähigkeit 64
Leistungssport 54, 82
Lernschwächen 93, 216, 223
Lernschwierigkeiten 64
Lernstörungen 119, 222
Lethargie 104
Leucin 111
Leukotrienen 100
Leukozytenaktivität 195
Lezithin 118, 120
Lichtempfindlichkeit 33
Linolensäure 113, 115
Linolsäure 113, 115
Linse 187
Luft- und Wasserverschmutzung 54
Luftverschmutzung 26, 88, 121
Lungenkrebs 211
Lycopen 28, 252
Lysin 102, 189, 190

M

Magengeschwür 63, 218
Magnesium 5, 81, 84, 149, 150, 153, 156, 159, 169, 170, 177, 202, 207, 216, 220, 228, 231, 234, 238, 239, 243, 244, 248, 250, 251, 261
Malabsorption 25, 33, 36, 51, 57, 75, 163
Mangan 5, 84, 243, 265
Mangangluconat 86
Mangansulfat 86
Manie 102
MAO-Hemmer 107
Medikamente 121
Meeresalge 72
Meeresalge Dunaliella salina 28
Melatonin 104, 267
Menachinon 57
Menadion 59
Menopause 75, 220
Menschen, ältere 137
Menstruationszyklus 197
Metallvergiftungen 222
Methionin 87, 88, 104
Methylcobalamin 43
Methylmalonsäure 45
Migräne 112, 230
Milchzucker 186, 200
Mitochondrien 121, 124
Mittelohrentzündung 245
Molybdän 5, 87
Morbus Crohn 44, 87, 163
Müdigkeit 37, 48, 70, 73, 79, 88
Multi-Infarkt-Demenz 165

Multimineral-Präparat 244, 263
Multimineralsupplement 152, 171, 174, 178, 184, 188, 192, 194, 198, 199, 208, 217, 240, 242, 275
Multiple Sklerose 122, 225, 232
Multivitamin-/Mineral-supplement 164
Multivitaminsupplement 201, 245, 271
Muskelkrämpfe 75, 82, 234
Muskeln 111
Muskelschwäche 73
Myelin 43, 118, 233
Myelinscheide 39
Myo-Inositol 118
Myoglobin 63
Myoinositol 171

N

Nachtblindheit 26
Nachtkerzenöl (EPO) 115, 117, 268
Nährstoffaufnahme, reduzierte 137
Nährstoffe, antioxidative 241
Nahrungsfasern 145, 161, 169, 181, 204, 236, 260, 270, 271, 272
Nahrungsmittel, oxalatreiche 237
Nahrungsmittel-Unverträglichkeiten 181, 145, 167, 172, 174, 188, 202, 216, 218, 230, 232, 254, 260, 262
Natrium 220
Natriumascorbat 50
Natriumfluorid 69
Natriumglutamat 215, 230
Natriummolybdänat 89
Natriumselenit 92
Neugeborene 25, 57
Neuropathie 60
–, diabetesbedingte 171
Neurotransmitter 63, 105, 107, 264
Niacin (Vitamin B3) 5, 35, 109, 150, 165, 183, 206, 249, 265
Niacin-Äquivalent 35
Niacinamid 38, 149, 153, 171, 264, 267
Nicotinamid Adenin Nudeotid (NAD) 37
Nicotinsäure 38, 206, 249
Nierenerkrankung 75
Nierensteinbildung 27, 101
Nierensteine 40, 50, 77, 236
Nierensteinrisiko 100
Nitrate 209
Nitrite 209, 230

Norepinephrin 39, 47, 78, 167

O

Ohrensausen 52
Omega-3-Fettsäuren 113, 116, 155, 159, 164, 172, 173, 192, 205, 207, 215-217, 231, 233, 248, 251, 254, 255, 262, 263
Omega-6-Fettsäuren 113
Orotat 81, 84, 95
Osteoarthritis 90, 241
Osteoblastenaktivität 67
Osteocalcin 57
Osteomalazie 69
Osteoporose 52, 69, 75, 79, 105, 225, 243
Östrogenknappheit 220
Östrogenproduktion 197
Otitis media (Mittelohrentzündung) 245
Ovulation 197
Oxalat 50, 236, 238
Oxidans 67
Oxidationsschäden 211

P

Pantothensäure 5, 22, 165, 184, 263, 273
Paradontose 185
Parkinsonsche Krankheit 87, 122, 246
Pauling, L. 16
Pestizide 209, 225
Phenothiazine 33
Phenylalanin 105
Phenyläthylamin 230
Phosphat 77, 191
Phosphatidylcholin 118, 120
Phospholipiden 118
Phosphor 75, 220, 243
Phyllochinon 57, 59
Plasma-1-25-$(OH)_2$ Vitamin D 52
Plasma-25-(OH) Vitamin D 52
Polyaminen 96
Prämenstruelles Syndrom (PMS) 250
Prostaglandine 252
Prostatakrebs 209, 253
Prostatavergrößerung 252
Protein 132, 220, 243
Proteinabbau 111
Proteine, tierische 236
Proteinhydrolysat 95, 163
Prothrombinzeit 58
Psoriasis 254
Psychose 44, 87
Pubertät 93
Pyridoxal-5-Phosphat (PLP) 42
Pyridoxinhydrochlorid 42

Q

Quecksilber 225

R

Rachitis 51
Radikale, freie 85, 121, 232, 246
Rauchen 19, 26, 39, 44, 47, 90, 256
Reflexe 30
Reflux-Ösophagitis (Sodbrennen) 258
Reizbarkeit 20, 31, 40, 51, 82, 148, 178, 223
Reizdarm (Colon irritabile) 212, 260
Retard-Präparat 38, 50
Retina 25
Retinol 24
Retinol-Äqivalent 24
Rheumatoide Arthritis 262
Rhinitis, allergische 150
Riboflavin 5, 32, 187, 239
RNS 19

S

S-Adenosyl-Methionin (SAM) 104
S-Methylmethionin 218
Saccharose 145, 185, 200, 260
Salicylate 191
Salz 157, 243
Samenzellen 199
Sauerstoff-Transport 63
Schäden, oxidative 186
Schilddrüsenhormon 89
Schilddrüsenhormonsynthese 70
Schizophrenie 105, 107, 264
Schlaflosigkeit 22, 40, 112, 223
Schläfrigkeit 108, 109
Schlafstörungen 266
Schlaganfall 122, 147, 157, 165, 256
Schlaganfallrisiko 206, 220
Schleimhaut 25
Schwangerschaft 17, 20, 60, 63, 64, 70, 93, 98, 131, 148
Schwermetalle 92
Selen 5, 89, 144, 146, 160, 166, 175, 184, 196, 207, 211, 228, 233, 247, 255
Selenaspartat 92
Selenocystein 92
Selenomethionin 92
Serotonin 30, 39, 47, 109, 110, 112, 153, 167, 250
Serumferritinspiegel 65
Skelett 75
Sodbrennen 218, 258
Sonnenbaden 121
Sonnenbestrahlung 51
Sorbitol 260
Speichereisen 78
Speisesalz, jodiertes 71
Spermien 198

Spermienzahl 25, 198, 199
Star, Grauer 186
–, Grüner 188
Sportler 64
Steroide 36, 64, 75, 164
Steroidhormone 22, 25
Stickoxid 96
Stillzeit 17, 20, 131
Stomatitis, anguläre 33
Störungen, psychiatrische 104
Strahlung 186
Stress, oxidativer 85, 87, 90
Struma 70
Sulfat 77, 84
Sulfit 155, 215
Superoxiddismutase 79, 122, 123
Süßstoffe 191

T

Tartrazin 215
Tastsinn 26
Taurin 87, 107, 159, 174, 181
Taurin-Salz 108
Teratogen 29
Thiamin (Vitamin B1) 5, 29, 165, 188, 202, 239, 265
Thiamin Pyrophosphatase (TTP) 31
Thiamin-Pyrophosphat 281
Thiaminhydrochlorid 32
Thrombozytenaggregation 204, 205
Thyreotoxikose 72
Thyroxin 63, 92
Thyroxinproduktion 105
Thyroxinstimulierendes Hormon (TSH) 71
Tomaten 154
Training 30
Transferrinsättigung 65, 67
Transketolase 31
Trinkwasser 227
Tryptophan 34, 35, 39, 109, 153, 168, 250, 266, 267
Tyramin 230
Tyrosin 105

U

Übergewicht 157, 169, 186, 197, 208, 258, 270
Übergewichtige 181
Umweltchemikalien 90
Umweltgifte 93
Unter-Methylation 265

V

Vagina, Reizungen in der 221
Valin 111
Vanillin 215

Vasodilation 81
Vegetarier 63, 98, 108
Venenklappen 208
Verstopfung 31, 272
Verzweigtkettige Aminosäuren (BCAA) 111
Virus 189
Vitamin A 24, 122, 144, 146, 154, 179, 196, 203, 211, 219, 240, 243, 255, 269, 276
Vitamin B12 5, 152, 156, 163, 165, 166, 168, 178, 183, 206, 211, 215, 233, 239, 265
Vitamin B2 32
Vitamin B3 35
Vitamin B6 5, 39, 144, 156, 175, 196, 202, 206, 215, 231, 238, 239, 246, 251, 265
Vitamin-B-Komplex 149, 151, 154, 160, 166, 168, 171, 178, 184, 192, 198, 217, 233, 235, 240, 242, 247, 257, 261, 265, 273, 276
Vitamin C 5, 46, 122, 143, 150, 151, 155, 162, 170, 176, 178, 182, 185, 186, 188, 190, 196, 199, 203, 207, 208, 210, 215, 229, 237, 239, 240, 245, 247, 251, 256, 257, 263, 265, 273, 274
Vitamin D 5, 50, 185, 210, 220, 221, 231, 232, 242, 243, 244, 255
Vitamin D2 53
Vitamin D3 53
Vitamin E 5, 54, 122, 144, 146, 160, 164, 166, 170, 173, 175, 179, 182, 184, 187, 190, 196, 202, 207, 208, 210, 219, 221, 228, 233, 235, 241, 247, 248, 251, 253, 263, 269, 274
– (d,l-alpha-Tocopherol), synthetisches 56
– (d-alpha-Tocopherol), natürliches 56
Vitamin K 5, 57, 220, 240
Vitamin K1 57
Vitamin K2 57

W

Wachstumshormon 92, 96
Wachstumsstörungen 93
Wasser, fluoridiertes 68
–, hartes 227
–, weiches 227
Wechseljahre 220
Werbach, M. 16
Widerstandskräfte 195

Wirkung, antivirale 102
Wundheilung 48, 93, 114

X

Xanthinoxidase 87
Xanthinsteine 88

Z

Zähne 200
Zahnfleisch 48, 185
Zahnfüllungen 225
Zahnschmelz 200
Zellulitis 274
Zellwand 113
Zervixdysplasie 276
Zigarettenrauch 121, 223, 226
Zink 5, 92, 144, 146, 149, 154, 164, 169, 173, 176, 177, 190, 196, 199, 203, 216, 219, 229, 239, 253, 255, 261, 265
Zink Protoporphyrin 224
Zinkgluconat 95
Zinksulfat 95
Zinktoleranztest 94
Zitrusfrüchte 154
Zucker 177
Zunge 36, 40
Zwei-Nahrungsmittel-Diät 213
Zwiebeln 205, 210